中医师承学堂

读《内外伤辨惑论》

高建忠　著

中国中医药出版社

·北　京·

图书在版编目（CIP）数据

读《内外伤辨惑论》/高建忠著．—北京：中国中医药出版社，2015.8
（2023.4 重印）

（中医师承学堂）

ISBN 978-7-5132-2650-9

Ⅰ．①读…　Ⅱ．①高…　Ⅲ．①中医内科学—著作—金代　②《内外伤辨惑论》—研究　Ⅳ．① R25

中国版本图书馆 CIP 数据核字（2015）第 150199 号

中 国 中 医 药 出 版 社 出 版

北京经济技术开发区科创十三街 31 号院二区 8 号楼

邮政编码　100176

传真　010-64405721

三河市同力彩印有限公司印刷

各地新华书店经销

*

开本 710×1000　1/16　印张 10　字数 120 千字

2015 年 8 月第 1 版　2023 年 4 月第 5 次印刷

书号　ISBN 978-7-5132-2650-9

*

定价　33.00 元

网址　www.cptcm.com

如有印装质量问题请与本社出版部调换（010-64405510）

作者简介

　　高建忠，山西中医学院附属医院经方研究室主任，山西中医学院傅山学院副院长。长期致力于经方和东垣学说的临床研究，著有《临证传心与诊余静思》《读方思考与用方体会》《临证实录与抄方感悟》。

内容提要

　　本书是高建忠读《内外伤辨惑论》的随笔著作，是以"散文体"形式、站在"内伤学说"角度读《内外伤辨惑论》的第一本著作。本书的出版，有助于读者进一步学习、研究李东垣学说。

序1
回归－传承－创新

中医学是中华民族原创的一门医学。

中医学具有完整的理论体系和独特的临床疗效。

中医学承载着易学、道学、儒学、佛学等多元素的中华文化。

传承发展中医，是人类和中华民族健康的需要，是中华民族文化复兴的需要。

传承是发展的基础。

中医学走到今天，众多中医有识之士发出了"回归经典"的呼声。

回归经典，是传承中医必走之路，经典是本，经典是源。

回归经典并不是止于经典，而是研习经典以充实临床智慧，提升临床境界。

不知其"源"，难明其"流"。我们必须学习经典，回归经典。然返本是为开新。

李东垣，学本《内经》《难经》《伤寒论》，但未止于经典。通过学经典，继前贤（如钱乙）的启迪、老师（张元素）的教导，结合临床的磨砺，创新立说。

仲景之学是中医临床学的奠基石，但东垣之前，医家多守仲景

I

治外感、发表攻邪之法为主体模式。无论是宋代的许叔微以辨表里、寒热、虚实运用《伤寒论》，抑是金元刘河间以"怫热郁结"解读临床诸多病证，张子和以汗、吐、下三法治病疗疾，多沿这一临床模式传承发展。

邪去正可复，可用于疾病治疗。但邪去正未复亦常有之。况乎，没有正气之充盈，邪亦难以自去。

东垣基于对经典的学习、临床的观察，潜心思考，明其病变有因邪侵者，有因正虚者；其治之法有需祛邪者，有需复正者。东垣《内外伤辨惑论》的问世，从此建立了与伤寒相对应的内伤学说，形成了中医临床外感与内伤辨证体系，开源拓流，补前人之未备，卓然成家，为中医学传承发展做出了杰出贡献。

高建忠对《内外伤辨惑论》这部中医学术发展史上具有里程碑意义的著作，潜心研读，发其奥旨，述其精微，对东垣内伤病证的发明，脾胃元气论的阐发，补中升阳法则的弘扬，融注了不少心得和深刻体悟。如指出东垣的脾胃学说是构建内伤学说的理论基础，补中、升阳、泻阴火是治疗内伤病三大法则，而脏气法时、四时用药加减法亦是内伤学说重要的用药思想，等等。值得指出的是，作者对原著的所读所解或引申《内经》《伤寒论》《神农本草经》《汤液本草》等为据，或旁及丹溪、赵献可、韩懋等各家为征，或综合临床，自发机杼而见新意。颇感其治学勤勉而见功底，呈中医学回归－传承－创新之道，故乐为序，以荐同好。

国医大师　王琦
2015 年 1 月 5 日

序2
谁能与"仲景学说"比肩而立？

本书作者高建忠邀请我为他的新作《读〈内外伤辨惑论〉》作序，是因为我们经常"唇枪舌剑"进行学术交锋。

我经常会问他一些很本质的问题，到底什么是表证？实寒、实热、气滞、血瘀、水湿、痰、饮、食积，都可在表吗？请列举相应方证；阳虚、气虚、阴津虚、血虚，都可在表吗？请列举相应方证……

高建忠先生经常在很多全国性学术会议上做关于"外感和内伤"的学术报告，我知道有很多读者有着和我一样的困惑：有时候，他说的外感，似乎就是表证（或病因为外邪）；他说的内伤，似乎就是里证（或病因为内伤）。但也有时候，他说的外感，似乎就是实证；他说的内伤，似乎就是虚证。

但是，高建忠先生总是摇头：我说的外感和内伤，并不是传统所说的外感和内伤！而是外感思维和内伤思维、外感学说和内伤学说。

后来，我做过中医各家学说的思考，终于理解了高建忠先生的"苦口婆心"：原来他所推崇李东垣的"内伤学说"，早已经超出了教科书的"内伤范畴"，就好像仲景学说的坚守者倡导并实践"六经铃百病"一样，内伤学说的坚守者，同样在倡导和实践"内伤铃百病"！

内伤学说，已经是一种独立而完整的中医体系，完全与六经辨证的伤寒学说并驾齐驱。

且让我们重新审视中医各家学说，以便理解本书到底价值何在？

中医各家学说的"阴阳"，就是河间、易水两派。

现行《中医各家学说》教材将中医学术流派分为七大派，即伤寒、河间、攻邪、丹溪、易水、温补、温病学派。但我认为，北京中医学院主编的二版《中医各家学说》教材的四大流派划分法执简驭繁，纲举目张，更便于读者对中医主要学术流派的把握。中医学术流派的四大流派划分法又分为突出"治疗大法"的伤寒温病派和突出"病性病位"的河间易水派。伤寒温病派分为以"六经辨证"为治疗大法的伤寒派、以"卫气营血（三焦辨证）"为治疗大法的温病派；河间易水派又分为侧重"从病性入手"进行病性病位辨证的河间派、侧重"从病位入手"进行病性病位辨证的易水派。

如果更进一步思考，伤寒亦有河间派、易水派；温病亦有河间派、易水派。从本质上来说，《中医各家学说》的无论哪个学派，只能有一个侧重。就像一个人，或者为男，或者为女，不可能"鱼和熊掌兼得"。对于中医学派而言，亦复如是：

要么侧重"从病位入手"进行病性病位辨证（或侧重于"正复邪自去"，即易水派），要么侧重"从病性入手"进行病性病位辨证（或侧重于"邪去正自复"，即河间派）。

所以，我认为不妨把中医各家学说划分得更加简约，一阴一阳为之道，河间易水分两派。

"病机气宜"河间派是侧重从"病性（六气等）"入手，进行病性病位辨证的独立体系，代表作有刘河间的《素问病机气宜保命集》等。代表人物刘河间、朱丹溪、张子和分别以"火热病机、火盛伤阴、表里实证"为例进行阐释，故后人习惯于称刘河间为寒凉派、朱丹溪为滋阴派、张子和为攻邪派。

"脏腑标本"易水派是侧重从"病位（脏腑等）"入手，进行病性病位辨证的独立体系，代表作有张元素的《脏腑标本药式》等。代表人物张元素、李东垣、薛立斋分别以"脏腑、脾胃、肾命"为例进行阐释，故后人习惯于称张元素为易水派、李东垣为补土派、薛立斋为温补派。

当然，河间、易水学派有各自鲜明的特色。比如河间派侧重于"邪去正自复"，易水派则侧重于"正复邪自去"。侧重不同，异曲同工；风格虽异，殊途同归。

当然，以上只是我自己的学术观点，曾发表在《健康报》，但是，对于解读本书，却是一个特别的视角。

比如，对于本书作者高建忠非常推崇的李东垣及其学说的理解，教科书通常把李东垣归入脾胃派或补土派，这的确是把李东垣看得过于狭窄。实际上，谁能与"仲景学说"比肩而立？李东垣"内伤学说"、张元素"易水学说"、刘河间"河间学说"完全与张仲景的"仲景学说"具有同样广度、深度与独立完整性。所以，本书作者高建忠认为："李东垣是开创'内伤学说'的一代宗师，而不仅仅是'脾胃大家''补土派'。"

细读本书，幽然心会，妙处难与君说！

是为序。

刘观涛

2015 年 3 月 25 日

自　序

工作之初，开始读"金元四大家"著作。

在"金元四大家"著作中，更喜欢读李东垣的著作。

近年来，每与同道、学生言及东垣，很多人的反应是：李东垣的著作不好读，读不懂。

其实，我也存在同样困惑，李东垣的著作中，很多地方读不懂。

应该说，明清以前的医书，没有几本容易读懂的。好在对于很多经典类著作，后世医家给我们留下了一部分阅读时可用的参考书。

而读李东垣的著作，找到有用的参考书是很不容易的。

基于此，基于希望有更多的同道能和我一起讨论李东垣，我萌生了"读《内外伤辨惑论》"的念头，于是有了这本书中的文字。

李东垣的著作不容易读懂，固然有多方面的原因，其中有一点我认为很重要，那就是：我们没有站在内伤学说的角度去读。

李东垣开创了"内伤学说"。

李东垣的"脾胃学说"是为"内伤学说"服务的。

李东垣是开创"内伤学说"的一代宗师，而不仅仅是"脾胃大家""补土派"。

基于这一认识去读李东垣，我们会豁然开朗。

书中的文字是临诊之余写下的，是一个临床医生信笔写来的。如从"做学问"的角度读来，谬误百出、贻笑大家自也不免，真诚希望诸同道不吝指正。

本书所用《内外伤辨惑论》底本来自由中国中医药出版社2006年1月出版的《李东垣医学全书》。书中黑体字是《内外伤辨惑论》原书文字，宋体字是笔者所写文字。

在我的前三本书中，山西中医学院党委书记张俊龙教授为我作序。本书中，国医大师王琦老师和中国中医药出版社刘观涛主任为我作序。在他们的关爱和帮助下，我在中医学这条道上一路走来，我将继续走下去。

高建忠

2015 年 6 月

目　录

原　序

　　仆幼自受《难》《素》于易水张元素先生，讲诵既久，稍有所得。中年以来，更事颇多，诸所诊治，坦然不惑，曾撰《内外伤辨惑论》一篇，以证世人用药之误。陵谷变迁，忽成老境，神志既惰，懒于语言，此论束之高阁十六年矣。昆仑范尊师曲相奖借，屡以活人为言，谓此书果行，使天下之人不致夭折，是亦仁人君子济人利物之事，就令著述不已，精力衰耗，书成而死，不愈于无益而生乎！予敬受其言，仅力疾成之，虽未完备，聊答尊师慈悯之志。师，宋文正公之后也。

丁未岁重九日东垣老人李杲明之题

　　李东垣学说体系，理论基础源于《内经》《难经》。

　　《内外伤辨惑论》是李东垣生前所作。

　　本序是李东垣著作中唯一的"自序"。

　　东垣为儒生，著书立说本于济世。

　　《内外伤辨惑论》非一时一地之作，其学术思想是经过作者长期临床检验的。

　　丁未年，公元 1247 年。

　　李东垣 (1182—1251 年)，姓李，名杲，字明之，金元真定（今河北正定）人。其里居在战国时期为赵国所属东垣邑，秦统一中国后又置东垣县，因此晚年自号"东垣老人"，后世称为李东垣。

卷　上

辨阴证阳证

曰甚哉！阴阳之证，不可不详也。

李东垣写作的第一本书是《内外伤辨惑论》。

李东垣写作的开篇第一句是："曰甚哉！阴阳之证，不可不详也。"

阴为内，阳为外，这句话重在强调分辨内、外之证的重要性，也即强调临床分辨内伤、外感的重要性。

东垣学说的立足点在于分辨内伤、外感，东垣学说的核心部分在于内伤学说。

李东垣最伟大的成就在于：在当时外感学说占主导的中医临床学中，创立了内伤学说。后学者朱丹溪感慨："夫假说问答，仲景之书也，而详于外感；明着性味，东垣之书也，而详于内伤。医之为书，至是始备；医之为道，至是始明。"

清代医家吴昆在《医方考》中说："东垣所以擅名当世者，无他长焉，知脾胃之为要尔。"这实在有点低估了李东垣。

遍观《内经》中所说，变化百病，其源皆由喜怒过度，饮食失节，寒温不适，劳役所伤而然。

《内经》中没有这样说。

《素问·至真要大论》中说："夫百病之生也，皆生于风寒暑湿燥火，以之化之变也。"

《灵枢·百病始生》中说："夫百病之始生也，皆生于风雨寒暑，清湿喜怒。""喜怒不节则伤脏，脏伤则病起于阴也；清湿袭虚，则病起于下；风雨袭虚，则病起于上，是谓三部。"

《素问·调经论》中说："夫邪之生也，或生于阴，或生于阳。其生于阳者，得之风雨寒暑。其生于阴者，得之饮食居处，阴阳喜怒。"

显然，从发病角度来看，李东垣这里所强调的和《内经》所强调的是有出入的。

李东垣为什么这样说？为什么很确切地说"遍观《内经》中所说"？

这句话是李东垣基于"内伤病"所说。

李东垣在这里是为了强调被当时中医所不重视（忽视）的内伤病才这样说的。言外之意是《内经》中所说外感病因众人皆知，《内经》中反复提到的内伤病因反而没人注意。

这段话指出了东垣内伤学说的病因：喜怒过度、饮食失节、寒温不适、劳役所伤。

夫元气、谷气、荣气、清气、卫气、生发诸阳上升之气，此六者，皆饮食入胃，谷气上行，胃气之异名，其实一也。

此处的胃气是指脾胃之气，是由水谷精微经胃受纳腐熟、经脾上输于肺而布化周身内外之气。

人身诸气，因运行部位有别，功能作用有别，又有各自不同的名称，但都受胃气充养，因此李东垣说都是"胃气之异名"。

这里需要注意的是元气。元气是先天之气，自然与后天之气胃气有别。李东垣之所以说元气、胃气"其实一也"，是基于元气也受胃气之充养。李东垣在《脾胃论·卷下》有如下一段论述："真气又名元气，乃先身生之精气也，非胃气不能滋之。胃气者，谷气也，荣气也，运气也，生气也，清气也，卫气也，阳气也；又天气、人气、地气，乃三焦之气，分而言之则异，其实一也，不当作异名异论而观之。"

人身诸气皆是胃气。这是李东垣内伤学说定格在脾胃学说的理论基础。

李东垣的脾胃学说是为内伤学说服务的。

也就是说，李东垣的脾胃学说是在构建内伤学说时自然而然产生的。

理论上，我们可以说元气与胃气并不相同。但在临床上，治疗元气病变，是离不开治疗胃气的。

《内经》把人身诸气分而别论，而李东垣创造性地把人身诸气合而为一。这种思路是我们在传承和发展中医过程中可供借鉴的。

既脾胃有伤，则中气不足，中气不足，则六腑阳气皆绝于外，故《经》言五脏之气已绝于外者，是六腑之元气病也。气伤脏乃病，脏病则形乃应，是五脏六腑真气皆不足也。惟阴火独旺，上乘阳分，故荣卫失守，诸病生焉。其中变化，皆由中气不足，乃能生发耳。后有脾胃以受劳役之疾，饮食又复失节，耽病日久，事息心安，饮食太甚，病乃大作。

这段话讨论内伤病的发病机理和发病过程。

"中气"，即上文胃气之别称。腑为阳，脏为阴。阳化气，阴成形。在李东垣的思维中，很多时候脏腑是阴阳、形气的化身，并非有具体形质的实体。

"阴火"是李东垣内伤学说中很重要的一个概念，是在中气不足基础上内生而出的一种火热邪气。后文将有进一步的讨论。

"荣卫失守"，是基于讨论内伤病和外感病的区别而言。以"伤寒"为代表的外感病多是以荣卫失守起病的。

物生谓变，物极谓化。"变化"二字，指内伤病的发病和病变过程。

"后有"二字，明确李东垣笔下的内伤病有一个缓慢起病的过程。

内伤病，是在中气不足的基础上，阴火内生，再加饮食不节、劳役过甚等诱因而发。

概其外伤风寒，六淫客邪，皆有余之病，当泻不当补；饮食失节，中气不足之病，当补不当泻。举世医者，皆以饮食失节，劳役所伤，中气不足，当补之证，认作外感风寒，有余客邪之病，重泻其表，使荣卫之气外绝，其死只在旬日之间。所谓差之毫厘，谬以千里，可不详辨乎？

这段话谈内伤病的治法。在与外感病治法的对比中强调二者治法的不同。

这里的补、泻二字，不可以理解为狭义的治法上的补与泻。

治疗外感病，并不仅仅用泻法。同理，治疗内伤病也不仅仅用补法。李东垣在这里用补、泻二字仅仅是基于对比、基于行文的方便。

泻，针对邪气而言；补，针对正气而言。

外感病的发病是基于邪气外侵，治疗外感病，主要针对邪气，务在祛邪；内伤病的发病是基于正气不足，治疗内伤病，主要针对正气，务在复正。

至于如何祛邪，如何复正，中医治法中的"八法"都可随宜而用。

这样理解这段文字中的补与泻，就可读懂李东垣，也符合临床实际。

在治法上，以《伤寒论》为代表的针对邪气的治疗，进一步发展出以《脾胃论》为代表的针对正气的治疗，这在中医临床学中是具有里程碑意义的。可惜这一点多不被后学者所重视。

十天为一旬。这段话中的"旬日"有特殊意义吗？

李东垣所处的时代，没有解热镇痛药，也不能静脉给药，更没有ICU病房。所有病变，大部分依赖口服汤药来治疗。针对邪气的治法，主要是"汗、吐、下"三法，当时有河间学派的兴起，可再加一"清"法。汗、吐、下、清反复误治，大概一个生命也只能承受旬日左右的误治了。

另，脾胃不足之人，误用汗、吐、下、清诸法，很快败坏脾胃，饮食不进，大便不行或泄泻，《难经》即有"人不食欲，七日而死"之说。

李东垣是基于临床实践写下这段文字的。

明辨外感、内伤，不是创新说、做学问的需要，是临床的需要，是临床选择治法的需要。以临床需要为基石、经得起临床反复检验的学说，是有其长久生命力的。

按《阴阳应象论》云：天之邪气，感则害人五脏。是八益之邪，乃风邪伤人筋骨。风从上受之，风伤筋，寒伤骨，盖有形质之物受病也，系在下焦，肝肾是也。肝肾者，地之气。《难经》解云：肝肾之气，已绝于内，以其肝主筋，肾主骨，故风邪感则筋骨疼痛，筋骨之绝，则肝肾之本亦绝矣，乃有余之证也。又云：水谷之寒热，感则害人六腑。是七损之病，乃内伤饮食也。《黄帝针经》解云：适饮食不节，劳役所伤，湿从下受之。谓脾胃之气不足，而反下行，极则冲脉之火逆而上。是无形质之元气受病也，系在上焦，心肺是也。心肺者，天之气。故《难经》解云：心肺之气已绝于外，以其心主荣，肺主卫。荣者血也，脉者血之府，神之所居也；卫者，元气七神之别名，卫护周身，在于皮毛之间也。肺绝则皮毛先绝，神无所依，故内伤饮食，则亦恶风寒，是荣卫失守，皮肤间无阳以滋养，不能任风寒也。皮毛之绝，则心肺之本亦绝矣。盖胃气不升，元气不生，无滋养心肺，乃不足之证也。

李东垣做学问，是以《内经》《难经》为基石的。

李东垣在这一段文字中，引用经文，以期进一步说明内伤与外感的不同。

《素问·阴阳应象大论》中有："故天之邪气，感则害人五脏；水谷之寒热，感则害人六腑；地之湿气，感则害皮肉筋脉。"又有："天有四时五行，以生长收藏，以生寒暑燥湿风。人有五脏，化五气，以生喜怒悲忧恐。故喜怒伤气，寒暑伤形……""帝曰：法阴阳奈何？……帝曰：调此二者奈何？岐伯曰：能知七损八益，则二者可调。不知用此，则早衰之节也。"

什么是"七损八益"？历代学者认识不一。有认为七为阳数，八为阴数，"七损八益"是指阳不宜消，阴不宜长，反之则病；或认为是指阳常有余故须损，阴常不足故须益。也有学者认为七指女子，八指男子，女子按月来经为"七可损"，男子泄精当益精，为"八可益"；或七损指月事贵按时而下，八益指精气贵充实溢满。

显然，李东垣此处所指七损八益与上面的认识又不一致。

李东垣把外感看作"八益之邪"所致？把内伤看作"七损之病"？

李东垣对《内经》《难经》及《伤寒论》有着较深的研究。从他的著作及其弟子们的著作中可以看到，很多时候李东垣对经典的解读是与众不同的。可惜无研究专著传世。

《难经》中也没有"肝肾之气，已绝于内"之说，只是"二十四难"中讨论过"手足三阴三阳，气已绝，何以为候？何知其吉凶不？"李东垣在很多时候不是引用经典原文，而是通过学习经典内化于自己的学术"体"中，根据自己的理解而写出。

文中所说"有形质之物受病"和"无形质之元气受病"，大概源于《内经》中"喜怒伤气，寒暑伤形"一语。

这段文字似乎不容易读通。从整体上来看，李东垣是从"阴阳应象"角度进一步说明内伤与外感的机理不同，内伤病所见恶风寒完全有别于外感病所见恶风寒。

计受病之人，饮食失节，劳役所伤，因而饮食内伤者极多，外伤者间而有之，世俗不知，往往将元气不足之证，便作外伤风寒表实之证，而反泻心肺，是重绝其表也，安得不死乎？古人所谓实实虚虚，医杀之耳！

李东垣当时所处战乱年代，在其特殊的生活环境中，观察到病人内伤多而外感少。内伤主要因为劳役过甚，劳役伴随饥饿，一旦遇到食物，进而饱食太甚，这样伤损脾胃，进而生出诸多病变。这类病变不可以误作外感而开表祛邪。退一步讲，即使是合并有外感风寒而见恶寒发热，也不可以纯治外感而不顾内伤。

当然，在我们现在的临床上，误把外感当作内伤治疗也是不可以的。

实实虚虚，即用补治实，用泻治虚。《难经》中有："……实实虚虚，损不足而益有余，此者中工之所害也。"

若曰不然，请以众人之耳闻目见者证之。

向者壬辰改元，京师戒严，迨三月下旬，受敌者凡半月，解围之后，都人之不受病者，万无一二，既病而死者，继踵而不绝。都门十有二所，每日各门所送，多者二千，少者不下一千，似此者几三月，此百万人岂俱感风寒外伤者耶？大抵人在围城中，饮食不节，及劳役所伤，不待言而知。由其朝饥暮饱，起居不时，寒温失所，动经三两月，胃气亏之久矣，一旦饱食太过，感而伤人，而又调治失宜，其死也无疑矣。非惟大梁为然，远在贞祐、兴定间，如东平，如太原，如凤翔，解围之后，病伤而死，无不然者。余在大梁，凡所亲见，有表发者，有以巴豆推之者，有以承气汤下之者，俄而变结胸、发黄，又以陷胸汤、丸及茵陈汤下之，无不死者。盖初非伤寒，以调治差误，变而似真伤寒之证，皆药之罪也。往者不可追，来者犹可及，辄以平生已试之效，著《内外伤辨惑论》一篇，推明前哲之余论，历举近世之变故，庶几同志者，审其或中，触类而长之，免后人之横夭耳！僣易之罪，将何所逃乎？

这段文字以临床实例来说明内伤与外感病证的不同，治疗各异。

壬辰改元，当在公元 1232 年。京师，即汴梁，今河南开封。

从文字记录中分析，李东垣所见到的应该是一种急性传染病，也就是中医所说的疫病。

一场疫病，启发了李东垣，创立了内伤学说，这一推理应该是成立的。

那么，李东垣创立的内伤学说是不是主要适用于这一种（或一类）疫病呢？

显然不是。

疫病仅仅是触发李东垣灵感的导线而已，李东垣的内伤学说并不是在其治疗疫病过程中形成的，而是在他目睹治疗疫病的失败后开始进行理论思考和理论构建的。在临床实践中提出疑问（"此百万人岂俱感风寒外伤者耶？"），进而构建新的理论，又用新的理论反复验证于临床（"辄以平生已试之效"），最后形成新的学说体系。

也许有人会问，一场外感疫病怎么可能触发出创立内伤学说的灵感呢？

答案是：这场疫病是在内伤病基础上的疫病。围城，解围，"朝饥暮饱，起居不时，寒温失所"，时日已久，内伤无疑。疫病是在此内伤基础上所得。因此，治疗时只治外感而不顾及内伤，"其死也无疑矣"。

这里值得注意的是：文中所提及的误治，应该包括麻黄、桂枝之误表，巴豆、大黄之误下，以及陷胸汤、丸以治结胸，茵陈蒿汤以治黄疸，等等，都是按《伤寒论》所立之方证以治"伤寒"。

也许，当时大梁城中不乏精研《伤寒论》，善治"伤寒"之高手。但囿于"伤寒"，思维始终不能跳出"伤寒"，即便对《伤寒论》倒背如流，对经方方证烂熟于心，也不免一一误治。

李东垣的过人之处恰在于：面对如此棘手的临床问题，敢于且善于提出疑问:"此百万人岂俱感风寒外伤者耶?"这一疑问成就了一代大医,成就了"内伤学说"。

"学而不思则罔,思而不学则殆"。当前的中医临床,需要倡导在"学"的基础上"思",需要倡导李东垣式的这种思考。

辨　脉

古人以脉上辨内外伤于人迎气口。人迎脉大于气口为外伤,气口脉大于人迎为内伤。此辨固是,但其说有所未尽耳。外感风寒,皆有余之证,是从前客邪来也,其病必见于左手,左手主表,乃行阳二十五度。内伤饮食及饮食不节,劳役所伤,皆不足之病,必见于右手,右手主里,乃行阴二十五度。

《素问·阴阳别论》有:"善诊者,察色按脉,先别阴阳。"李东垣首先以脉分别阴阳,即分辨内伤、外感。

关于"人迎""气口",《内经》中记载,人迎在喉结两旁,属足阳明胃经所过之脉。气口即后世脉诊之寸关尺三部,属手太阴肺经之动脉。人迎诊六腑之阳,气口诊五脏之阴。

至《难经》"独取寸口",寸口即气口,寸口可"决五脏六腑死生吉凶"。

而至《脉经》则提出:"关前一分,人命之立。左为人迎,右为气口。""左手寸口人迎"、"右手寸口气口"。

托名王叔和所著的《脉诀·七表八里脉总论》有:"表脉参见于左,而客随主变;里脉多见于右,而主随客变。左手三部所主,温风寒也,温风寒病得于外;右手三部所主,燥湿暑也,燥湿暑病生于内。"

显然，《内经》中的人迎、气口和《脉经》中的人迎、气口概念不同。

从阴阳属性推导，《内经》中的人迎属阳，气口属阴；人迎候阳，气口候阴；人迎主表，气口主里。自然，人迎脉大于气口为外伤，气口脉大于人迎为内伤。

但李东垣此处所用人迎、气口并不是《内经》中所说的人迎、气口，而是《脉经》中的人迎、气口，即上文所说的"左寸人迎""右寸气口"。

《景岳全书·脉神章》认为："详人迎本足阳明之经脉，在结喉两傍。气口乃手太阴之经脉，在两手寸口。人迎为腑脉，所以候表；气口为脏脉，所以候里，故曰气口独为五脏主，此《内经》之旨也。所以后世但诊气口不诊人迎，盖以脉气流经，经气归于肺，肺朝百脉，故寸口为脉之大会，可决死生。而凡在表在里之病，但于寸口诸部皆可察也。自叔和误以左手为人迎，右手为气口，且云左以候表，右以候里，岂左无里而右无表乎！讹传至今，其误甚矣。"同时指出："六脉俱有表里，左右各有阴阳。外感者，两手俱紧数，但当以有力无力分阳证阴证；内伤者，左右俱缓大，又必以有神无神辨虚邪实邪。然必察左右之常体，以参久暂之病因，斯可得脉证之真。"

东垣、景岳之说，各有可取。可互参。

笔者在临床上，遇到左右手脉不等大，如左手脉大于右手脉，首先考虑是否外感；右手脉大于左手脉，首先考虑是否内伤。

故外感寒邪，则独左寸人迎脉浮紧，按之洪大，紧者急甚于弦，是足太阳寒水之脉，按之洪大而有力，中见手少阴心火之脉，

丁与壬合，内显洪大，乃伤寒脉也。若外感风邪，则人迎脉缓，而大于气口一倍，或二倍、三倍。内伤饮食，则右寸气口脉大于人迎一倍，伤之重者，过在少阴则两倍，太阴则三倍，此内伤饮食之脉。若饮食不节，劳役过甚，则心脉变见于气口，是心火刑肺，其肝木挟心火之势亦来薄肺，经云：侮所不胜，寡于畏者是也。故气口脉急大而涩数，时一代而涩也。涩者，肺之本脉；代者，元气不相接，脾胃不及之脉。洪大而数者，心脉刑肺也；急者，肝木挟心火而反克肺金也。

《素问·六节藏象论》有："故人迎一盛，病在少阳，二盛病在太阳，三盛病在阳明，四盛已上为格阳。寸口一盛，病在厥阴，二盛病在少阴，三盛病在太阴，四盛已上为关阴。"

中医之奥秘不在其"常"，而在其"变"。不知常则无法达变，但只知常而无法达变也是门外人。如上文对脉象的认识、应用，需要置于五行生克乘侮的关系之中，只知一一对应是无法理解和应用脉象的。脉诊如此，面部望诊如此，临床辨证、治疗无不如此。中医思维应该是一种较为复杂的立体思维，而非简单的平面思维。

若不甚劳役，惟右关脾脉大而数，谓独大于五脉，数中显缓，时一代也。如饮食不节，寒温失所，则先右关胃脉损弱，甚则隐而不见，惟内显脾脉之大数微缓，时一代也。

右关脉独异于其余五脉，辨证当从脾胃入手。

脉诊，摸到的是"象"，而不是"数"，不是脉搏。"数中显缓"，在"象"的思维中是可见的，而在"数"的思维中是不可见的。有如脉象弦滑相兼、弦缓相兼，临床上确实经常可见。部分学者对于其存在有无可能性的争论实际上就是"象"思维和"数"思维的争论。

宿食不消，则独右关脉沉而滑。经云：脉滑者，有宿食也。

宿食，当重点考察右关脉是否有异。

当然，宿食初起，临床上也不一定全能见到滑脉。

以此辨之，岂不明白易见乎。但恐山野间卒无医者，何以诊候，故复说病证以辨之。

李东垣似乎在说，临床上单凭脉诊就可以明辨外感、内伤。

但笔者有一个疑问至今无法解答：为什么我们现在所能读到的所有李东垣的医案中，几乎没有一案是有脉象记载的？

在《医学发明》目录中，有"图解脉诀入式歌""诊脉要法""六部脉虚实用药法象""实脉辨""辨浮脉所主病不同"等，这应该是李东垣临床脉学的重要资料。可惜，我们无法读到这些资料。

"辨脉"这一节夹叙夹议，洋洋洒洒，似乎作者心中明澈，侃侃谈来。但读者反复读来，不免始终有如雾罩。

笔者在读刘河间、张子和、李东垣的书时，经常会生出这种感觉。然而这种感觉似乎也并不影响笔者在读书过程中向这些先贤们的学习。

读《老子》，渐渐明白，这些先贤们笔下的"中医"，有如老子笔下的"道"。老子告诉读者，"道"是不可能完全说清楚的，但他又不厌其烦地反复去述说"道"。他告诉人们，"道"是悟明白的，不是听明白的，也不是说明白的，但不听、不说又无从去悟。

"道"如此，"中医"也如此。

辨 寒 热

外伤寒邪之证，与饮食失节、劳役形质之病，及内伤饮食，俱有寒热，举世尽将内伤饮食失节、劳役不足之病，作外伤寒邪、表实有余之证，反泻其表，枉死者岂胜言哉！皆由不别其寒热耳。今细为分解之。

发热类病变，从古到今，都是临床上极为常见的病变。中医"伤寒学""温病学"都是在治疗发热类病变的过程中形成和发展起来的。想一想，在没有解热镇痛药、没有抗生素的时代里，中医需要独立解决来势急、变化快的发热类病变，这无疑对医生处方的有效性提出了较高的要求。往往虚实误辨，补泻误施，生死立判。

李东垣面对的现状是：临床上不乏治疗外感发热的高手，但往往不识内伤发热，误将内伤作外感治疗，致"枉死"者无数。

反观我们现在的临床，误将内伤作外感治疗者有，但不是太多。而不识外感、不善于治疗外感者不算太少。实际情况是，很多外感病变（或夹有外感病变）被当做内伤病变治疗，且长期治疗（中、西医皆如此）。基于这一现实，我们进一步学习李东垣的学术思想是很有临床意义的。

需要注意的是，误将内伤作外感治疗，误治立显。而误将外感作内伤治疗，往往短期难以发现其为误治。

外伤寒邪，发热恶寒，寒热并作。其热也翕翕发热，又为之拂拂发热，发于皮毛之上，如羽毛之拂，明其热在表也，是寒邪犯高之高者也。皮肤毛腠者，阳之分也，是卫之元气所滋养之分也。以寒邪乘之，郁遏阳分，阳不得伸，故发热也。其面赤，鼻气壅塞不通，心中烦闷，稍似袒裸，露其皮肤，已不能禁其寒矣。其表上虚热，止此而已。其恶寒也，虽重衣下幕，逼近烈火，终不能御其寒，一时一日，增加愈甚，必待传入里作下证乃罢。其寒热齐作，无有间断也。

李东垣在这段文字中所描述的是伤寒刚起病之太阳病发热：恶寒、发热并见，呈持续性，温覆、近热不能止其寒热。部分患者可以描述其发热在肌表，并且诉说"里外不通"。

当然，内传少阳、阳明，这些特征即不存在。

这里并不涉及温病。

其内伤饮食不节，或劳役所伤，亦有头痛、项痛、腰痛，与太阳表证微有相似，余皆不同，论中辨之矣。内伤不足之病，表上无阳，不能禁风寒也，此则常常有之；其躁热发于肾间者，间而有之，与外中寒邪，略不相似。其恶风寒也，盖脾胃不足，荣气下流，而乘肾肝，此痿厥气逆之渐也。

内伤病畏寒多见，发热少见。

外感病的恶寒是因阳气被寒邪郁遏，在表之阳气不得伸；内伤病的畏寒是因内伤不足，在表之阳气不得充。

若胃气平常，饮食入胃，其荣气上行，以舒于心肺，以滋养上焦之皮肤腠理之元气也。

这段话谈胃气布化之生理。《素问·经脉别论》中说："……食气入胃，浊气归心，淫精于脉。脉气流经，经气归于肺，肺朝百脉，输精于皮毛。毛脉合精，行气于府……"理同。

既下流，其心肺无有禀受，皮肤间无阳，失其荣卫之外护，故阳分皮毛之间虚弱，但见风见寒，或居阴寒处、无日阳处，便恶之也，此常常有之，无间断者也。但避风寒，及温暖处，或添衣盖，温养其皮肤，所恶风寒便不见矣。

这段话阐释内伤病出现恶风寒（我们现在多记录为畏寒）的机理和特征。

外感病初起（伤寒）恶风寒呈持续性，温覆、近热不止。内伤病所见恶风寒呈间歇性，温覆、近热即止。

是热也，非表伤寒邪，皮毛间发热也，乃肾间受脾胃下流之湿气，闭塞其下，致阴火上冲，作蒸蒸而躁热，上彻头顶，傍彻皮毛，浑身躁热，作须待袒衣露居，近寒凉处即已，或热极而汗出而亦解。彼外伤恶寒发热，岂有汗出者乎？若得汗，则病愈矣。以此辨之，岂不如黑白之易见乎！

这段话阐释内伤病出现发热的机理和特征。
内伤病所见发热是由于阴火内生、上冲引起。关于阴火，后文作解。
内伤病发热，患者自觉发热由内而发，热甚时可自行汗出而解，移时又热，或处寒冷处即可减轻或消失。而外感病（伤寒）初起发热是由寒邪闭郁阳气引起，呈持续性，通常不能自行得汗，需药后得汗则解，处寒冷处发热不减，患者自觉热在体表。

临证所见往往常中有变，内伤中可兼外感，外感中可见内伤。也许我们临床所见症状并不典型，或者似疑，但只要我们明白内伤、外感见症之发病机理，明白其基本特征，我们就可以做到不误辨或减少误辨。

当内虚而伤之者，躁热也，或因口吸风寒之气，郁其阴火，使咽膈不通，其吸入之气欲入，为膈上冲脉之火所拒，使阴气不得入，其胸中之气为外风寒所遏而不得伸，令人口开目瞪，极则声发于外，气不能上下，塞于咽中而气欲绝。又或因哕、因呕、因吐，而躁热发必有所因，方有此证，其表虚恶风寒之证复见矣。表虚之弱，为阴火所乘，躁发须臾而过，其表虚无阳，不任风寒复见矣。是表虚无阳，常常有之，其躁热则间而有之，此二者不齐，躁作寒已，寒作躁已，非如外伤之寒热齐作，无有间断也。百病俱有身热，又谓之肌热，又谓之皮肤间热，以手扪之方知者是也，乃肌体有形之热也，亦须皆待阴阳既和，汗出则愈矣，慎不可于此上辨之，以其虚实内外病皆有之，故难辨耳。只依先说，病人自觉发热恶寒之热及躁作之热上辨之，为准则矣。

反复强调的目的，希望医者在思维中构建起内伤与外感的思维框架，在面对患者时能有意识地第一步即明辨内伤、外感。

辨外感八风之邪

或有饮食劳役所伤之重者，三二日间特与外伤者相似，其余证有特异名者，若不将两证重别分解，犹恐将内伤不足之证，误作有余外感风邪，虽辞理有所重复处，但欲病者易辨，医者易治耳。

内伤病并不都是不足之病。这样行文，只是与外感有余相对，方便行文而已。

外感八风之邪，乃有余证也。内伤饮食不节，劳役所伤，皆不足之病也。其内伤亦恶风自汗，若在温暖无风处，则不恶矣，与外伤鼻流清涕，头痛自汗颇相似，细分之则异耳。外感风邪，其恶风、自汗、头痛、鼻流清涕，常常有之，一日一时，增加愈甚，直至传入里，作下证乃罢。语声重浊，高厉有力，鼻息壅塞而不通，能食，腹中和，口知味，大小便如常，筋骨疼痛，不能动摇，便著床枕，非扶不起。其内伤与饮食不节、劳役所伤，然亦恶风，居露地中，遇大漫风起，却不恶也，惟门窗隙中些小贼风来，必大恶也，与伤风、伤寒俱不同矣。况鼻流清涕，头痛自汗，间而有之。鼻中气短，少气不足以息，语则气短而怯弱，妨食，或食不下，或不饮食，三者互有之。腹中不和，或腹中急而不能伸，口不知五谷之味，小便频数而不渴。初劳役得病，食少，小便赤黄，大便常难，或涩或结，或虚坐只见些小白脓，时有下气，或泄黄如糜，或溏泄色白，或结而不通。若心下痞，或胸中闭塞，如刀矵之痛，二者亦互作，不并出也。有时胃脘当心而痛，上支两胁，痛必脐下相火之势，如巨川之水不可遏而上行，使阳明之经逆行，乱于胸中，其气无止息，甚则高喘，热伤元气，令四肢不收，无气以动，而懒倦嗜卧。以其外感风寒俱无此证，故易为分辨耳！

这一段进一步从外感、内伤之症状特征、伴随症状、病症演变、病变机理等方面阐释二者的不同。可谓"苦口婆心"。

《灵枢·九宫八风》中有对八风之邪的论述，从不同方位所来风邪，伤人也不同。

这段文字读来简单，明白易晓。只是在中医临床上，部分医生至今不会这样辨。也许是不会，也许是意识不到。一见发热，所关心的是体温多高、血象多高、心率多快，甚至连该发热是持续性还是间歇性都不去了解，更不用说有意去问是否恶寒、是否汗出了。

中医临床本该如此辨证，这段话记录的是原本的中医临床。

读这类文字也许不能全部记得住，但反复阅读多了，自然而然有益于读者形成地道的中医思维。

辨手心手背

内伤及劳役饮食不节，病手心热，手背不热；外伤风寒，则手背热，手心不热。此辨至甚皎然。

脉诊完顺便握一下手，就能感知到手心、手背的区别。外感病手背热于手心，内伤病手心热于手背，这是符合临床的。

很多实习生一见手心热即辨为"阴虚"，这是中医教育的不足之处。

第一，中医临床是四诊合参的，没有舌诊、脉诊，怎么可以仅凭一个症状就辨出某一证？这种思维要不得！

第二，阴虚可见手心热，但手心热就不一定是阴虚了。我们在读书、学习中，一定要有这种认识方法。

辨 口 鼻

若饮食劳役所伤，其外证必显在口，必口失谷味，必腹中不和，必不欲言，纵勉强对答，声必怯弱，口沃沫多唾，鼻中清涕或有或无，即阴证也。外伤风寒，则其外证必显在鼻，鼻气不利，声重浊不清利，其言壅塞，气盛有力，而口中必和。伤寒则面赤，鼻壅塞而干，伤风则鼻流清涕而已。《内经》云：鼻者肺之候，肺气通于天。外伤风寒，则鼻为之不利。口者坤土也，脾气通于口。饮食失节，劳役所伤，口不知谷味，亦不知五味。又云：伤食恶食，伤食明矣。

饮食劳役所得伤在脾胃，脾开窍于口，因此症状显现于口、腹；外感风寒所得伤在肺，肺开窍于鼻，因此症状显见于鼻。

当然，脾胃不足之人外感，或外感后病变内传，或用药伤损脾胃，外感病也可见口、腹症状。

明理即可达变。

辨气少气盛

外伤风寒者，故其气壅盛而有余。内伤饮食劳役者，其口鼻中皆气短促，不足以息。何以分之？盖外伤风寒者，心肺元气初无减损，又添邪气助之，使鼻气壅塞不利，面赤不通，其鼻中气不能出，并从口出，但发一言，必前轻后重，其言高，其声壮厉而有力。是伤寒则鼻干无涕，面壅色赤，其言前轻后重，其声壮厉而有力者，乃有余之验也。伤风则决然鼻流清涕，其声嗄，其言响如从瓮中出，亦前轻而后重，高揭而有力，皆气盛有余之验也。

内伤饮食劳役者，心肺之气先损，为热所伤，热既伤气，四肢无力以动，故口鼻中皆短气少气，上喘懒语，人有所问，十不欲对其一，纵勉强答之，其气亦怯，其声亦低，是其气短少不足之验也。明白如此，虽妇人女子亦能辨之，岂有医者反不能辨之乎？

外感属实故气盛，内伤属虚故气少。

外感症状较重时，部分患者懒于动作、言语，这和气少有别，需细辨。

内伤病变正气虚较轻时，也不一定能表现出明显气少。

内伤基础上外感，该气少还是气盛？

明理即可明辨。

辨 头 痛

内证头痛，有时而作，有时而止；外证头痛，常常有之，直须传入里实方罢。此又内外证之不同者也。

内伤头痛，时作时止，发作往往有诱因。

外感头痛，可轻可重，但呈持续性。当然，使用解热镇痛药后这一特征即不明显。

李东垣在本书"卷上"中辨别外感、内伤，重点在于辨内伤气虚和外感伤寒太阳病的不同。当然，这种辨别，推而广之，在辨别其他外感、内伤中也是有其实际意义的。

辨筋骨四肢

内伤等病，是心肺之气已绝于外，必怠惰嗜卧，四肢沉困不收，此乃热伤元气。脾主四肢，既为热所乘，无气以动。经云：热伤气。又云：热则骨消筋缓。此之谓也。若外伤风寒，是肾肝之气已绝于内。肾主骨，为寒；肝主筋，为风。自古肾肝之病同一治，以其递相维持也，故经言胆主筋，膀胱主骨是也。或中风，或伤寒，得病之日，便著床枕，非扶不起，筋骨为之疼痛，不能动摇，乃形质之伤。经云：寒伤形。又云：寒则筋挛骨痛。此之谓也。

内伤气虚，因无力而懒动。

外感伤寒，因身痛、骨痛而不愿动。

"热伤气""寒伤形"出自《素问·阴阳应象大论》，是以寒、热与形、气相对应来具体说明阴阳有可应之象，重在说理，临证不可拘泥于字意。李东垣在此段中的引用，似觉牵强。

辨外伤不恶食

若劳役饮食失节，寒温不适，此三者皆恶食。仲景《伤寒论》云，中风能食，伤寒不能食，二者皆口中和而不恶食。若劳役所伤及饮食失节、寒温不适三者，俱恶食，口不知五味，亦不知五谷之味。只此一辨，足以分内外有余不足二证也。伤寒证虽不能食，而不恶食，口中和，知五味，亦知谷味，盖无内证，则心气和，脾气通，知五谷之味矣。

重在恶食与不恶食，而不在能食与不能食。

内伤病恶食，外感病初起不恶食。

有患者不想吃，但很能吃；有患者很想吃，但吃不多。这需要问诊时留意。

辨渴与不渴

外感风寒之邪，三日已外，谷消水去，邪气传里，始有渴也。内伤饮食失节，劳役久病者，必不渴，是邪气在血脉中有余故也。初劳役形质，饮食失节，伤之重者，必有渴，以其心火炽，上克于肺金，故渴也。又当以此辨之。虽渴欲饮冷水者，当徐徐少与之，不可纵意而饮，恐水多峻下，则胃气愈弱，轻则为胀，重则传变诸疾，必反复闷乱，百脉不安，夜加增剧，不得安卧，不可不预度也。

伤寒太阳病初起，寒邪外侵，口不渴。及有郁热，或入里化热，始有口渴。

外感温燥之邪，温燥伤津，初起即有口渴。

内伤阳气不足，津液不伤，口不渴。或津液不布，口微渴而不喜饮或喜饮少许热水。至阴火内生，伤津耗液，则口渴（但饮冷则伤阳气，不利于病情）。

外感、内伤都有口渴或不渴，重在明理。

辨劳役受病表虚不作表实治之

或因劳役动作，肾间阴火沸腾，事闲之际，或于阴凉处解脱衣裳，更有新沐浴，于背阴处坐卧，其阴火下行，还归肾间，皮肤腠理极虚无阳，但风来为寒凉所遏，表虚不任其风寒，自认外感风寒，求医解表，以重绝元气，取祸如反掌。苟幸而免者，致虚劳，气血皆弱，不能完复。且表虚之人，为风寒所遏，亦是虚邪犯表，始病一二日之间，特与外中贼邪有余之证颇相似处，故致疑惑，请医者只于气少气盛上辨之。其外伤贼邪，必语声前轻后重，高厉而有力；若是劳役所伤，饮食不节，表虚不足之病，必短气气促，上气高喘、懒语，其声困弱而无力，至易见也。若毫厘之误，则千里之谬。以上者辨证，别有治法用药正论，故作此说，分解于后。

体力劳动者在内伤基础上兼见外感，需认真辨别其内伤几分、外感几分。辨别不确时用药宜慎，不可孟浪。

辨别疑似时，需诸症合参、脉证合参。

辨证与中热颇相似

复有一等，乘天气大热之时，在于路途中劳役得之，或在田野间劳形得之；更或有身体薄弱，食少劳役过甚；又有修善常斋之人，胃气久虚，而因劳役得之者。皆与阳明中热白虎汤证相似，必肌体扪摸之壮热，必躁热闷乱，大恶热，渴而饮水，以劳役过甚之故，亦身疼痛。始受病之时，特与中热外得有余之证相似，若误与白虎汤，旬日必死。此证脾胃大虚，元气不足，口鼻中气皆短促而上喘，至日转以后，是阳明得时之际，病必少减。若是外中热之病，必到日晡之际，大作谵语，其热增加，大渴饮水，烦闷不止，其劳役不足者，皆无此证，尤易为分解。若有难决疑似之证，必当待一二日求医治疗，必不至错误矣。

内伤发热也可表现为大热似白虎汤证者，但虚实有别，既不可误补，也不可误泻。

"若有难决疑似之证，必当待一二日而求医治疗……"在不能明辨虚实、不能明辨补泻时，与其孟浪投药，不如静观病变，待其蛛丝马迹渐显时，再予治疗。

"观察"，一定是临床医生善于应用的手段之一。

医生，应该在坚持"治不坏人"的基础上追求"治好病"，而不是要么治好，要么治坏（治死）。

　　"卷上"主要论述辨别外感、内伤的重要性及如何辨别。辨证时从脉、证入手，但重在说理。学习的重点在于明理。

　　后世《医宗金鉴·杂病心法要诀》把辨别外感、内伤的部分内容归纳为如下口诀：

　　内伤脉大见气口，外感脉大见人迎。

　　头疼时痛与常痛，恶寒温解烈火仍。

　　热在肌肉从内泛，热在皮肤扪内轻。

　　自汗气乏声怯弱，虽汗气壮语高声。

　　手心热兮手背热，鼻息气短鼻促鸣。

　　不食恶食内外辨，初渴后渴少多明。

卷　中

饮食劳倦论

古之至人，穷于阴阳之化，究乎生死之际，所著《内经》，悉言人以胃气为本。

《素问·上古天真论》中有真人、至人、圣人、贤人之记述，概括而言即为得道之人。

《内经》的作者们，也就是中医学理论的创始者们，从阴阳的高度，俯视天地阴阳的变化、人身阴阳的变化。以天地阴阳和人身阴阳相应象，进而探究生命、探究生死。

时至今日，中医的传承与发展，仍须站在阴阳的高度俯视。没有了阴阳高度，也就没有了中医。

《内经》中没有直言"人以胃气为本"，只是提到："五脏者，皆禀气于胃，胃者五脏之本也。"（《素问·玉机真脏论》）"平人之常气禀于胃。胃者，平人之常气也。人无胃气曰逆，逆者死。""人以水谷为本，故人绝水谷则死。脉无胃气亦死。"（《素问·平人气象论》）"胃者，水谷之海，六腑之大源也。"（《素问·五脏别论》）"四肢皆禀气于胃。"(《素问·太阴阳明论》)"人受气于谷,谷入于胃,以传与肺,五脏六腑,皆以受气。"(《灵枢·营卫生会》)等等。

李东垣在反复研读《内经》的过程中悟到:"《内经》悉言人以胃气为本。"也就是说,"人以胃气为本"是李东垣在研读《内经》的基础上提出来的。

盖人受水谷之气以生,所谓清气、荣气、卫气、春升之气,皆胃气之别称也。

分,则为诸气;合,则为胃气。

夫胃为水谷之海,饮食入胃,游溢精气,上输于脾;脾气散精,上归于肺;通调水道,下输膀胱。水精四布,五经并行,合于四时五脏阴阳,揆度以为常也。

"胃者,水谷之海"。出自《素问·五脏别论》。"饮食入胃"以下这一段出自《素问·经脉别论》,只是原文不是"饮食入胃",而是"饮入于胃"。

《内经》中"食气入胃"和"饮入于胃"是不同的两条代谢途径,李东垣这样改动应该是有意的。

李东垣以口语化的形式引用了经文,并且把不同篇章中的内容合为一段,似也贴切。非熟悉《内经》者不能做到。

在李东垣的著作中,脾与胃的关系是:胃为主,脾为胃"散精"。

苟饮食失节,寒温不适,则脾胃乃伤;喜怒忧恐,劳役过度,

而损耗元气。

脾胃伤，伤在胃气。

元气损，损在胃气，因元气也是胃气之别称。

一句话，内伤所伤，伤在胃气。

既脾胃虚衰，元气不足，而心火独盛。心火者，阴火也，起于下焦，其系系于心，心不主令，相火代之。相火，下焦胞络之火，元气之贼也。火与元气不能两立，一胜则一负。脾胃气虚，则下流于肾肝，阴火得以乘其土位。

这段话不容易明白。

"脾胃虚衰，元气不足"为什么会"心火独盛"？

气有余便是火，气不足当然应该是寒，为什么心火盛呢？

明明是心火，为什么又说心火是阴火起于下焦呢？为什么不是起于上焦？

心火怎么又成相火？

火可以耗气，也可以伤阴，为什么不说相火是"元阴之贼"，单说"元气之贼"呢？为什么不说"火与元阴不能两立"，而单说"火与元气不能两立"呢？

李东垣学说被后世诟病的主要原因之一即在于"说理不清"。

而说理不清的原因不外乎有两种：一是理论本身是不符合实践的，无法说清；二是，作者文字功底太差，没有能力说清。

东垣学说是经得起历史和临床检验的，似乎不属于前者。

东垣"通《春秋》《书》《易》"（李时珍语），"幼自受《难》《素》于易水张元素先生"（《内外伤辨惑论》序），似乎也不应该属于后者。

如此，原因何在？

笔者认为，根本原因在于我们无法走入李东垣的思想境界，我们的思维和李东垣的思维有一定的距离。

当然，也不排除李东垣"心中了了，笔下难明"之嫌。

也许有这种可能：李东垣这里所说的火，是五行中的火。五行应五脏，火对应心，因此称心火。如果有这种可能，李东垣笔下的阴火，仅仅是在脾胃气虚的基础上所产生的火，可见于上、中、下三焦及表里内外任一部位。

"火与元气不能两立，一胜则一负"。这是李东垣创造的一句名言。在这一理论指导下，补气药与泻火药同处一方也就不足为奇了。

张景岳提出疑问："何不曰寒与元气不两立，而反云火与元气不两立乎？"（《景岳全书》）很显然，张景岳不能明白阴火生成之理。

故脾胃之证，始得之则气高而喘，身热而烦，其脉洪大而头痛，或渴不止，皮肤不任风寒而生寒热。盖阴火上冲，则气高而喘，身烦热，为头痛，为渴，而脉洪大。脾胃之气下流，使谷气不得升浮，是生长之令不行，则无阳以护其荣卫，不任风寒，乃生寒热，皆脾胃之气不足所致也。

气虚无力升浮而下陷，阴火内生而上冲外达，致诸证丛生。

脾胃内伤，阴火上冲见症：气高而喘，身热而烦，头疼，发热恶寒（畏寒），或口渴不止，脉洪大。

然而与外感风寒所得之证颇同而理异。内伤脾胃，乃伤其气；外感风寒，乃伤其形。伤外为有余，有余者泻之；伤内为不足，不

足者补之。汗之、下之、吐之、克之，皆泻也；温之、和之、调之、养之，皆补也。

进一步阐述外感、内伤可以见症相似，但虚实不同，补泻有别。

李东垣这里所谈的补法和泻法，是广义上的。是把所有治法一分为二：针对邪气的治法是泻法，针对正气的治法是补法。非补即泻，非泻即补。这是构建李东垣内伤学说的两大治法。

内伤不足之病，苟误作外感有余之病而反泻之，则虚其虚也。《难经》云：实实虚虚，损不足而益有余，如此死者，医杀之耳！

强调内伤不能误作外感治。

然则奈何？曰：惟当以甘温之剂，补其中，升其阳，甘寒以泻其火则愈。

内伤脾胃病的基本病机是：脾胃内伤，气虚无力升浮甚或下陷，阴火内生。

相应治则是：补中针对脾胃虚，升阳针对气不升浮及下陷，泻火针对阴火内生。

补中、升阳、泻阴火，这是李东垣内伤学说的三大治则。

补中、升阳是治其本，泻阴火是治其标。

《内经》曰：劳者温之，损者温之。盖温能除大热，大忌苦寒之药泻胃土耳。今立补中益气汤。

《素问·至真要大论》中有"劳者温之""损者益之"。李东垣改"益"为"温"。

以寒治热,以热治寒,这是常。以温热治热证,当属变。

治疗内伤脾胃病,在甘温药为主的基础上不忌苦寒药泻阴火,但忌以苦寒之药为主直泻脾胃。

◆ 补中益气汤

黄芪劳役病热甚者一钱 **甘草**炙,以上各五分 **人参**去芦 **升麻 柴胡 橘皮 当归身**酒洗 **白术**以上各三分

这是李东垣补中益气汤的本来面目。

方中黄芪、炙甘草用量最大,各用5分,不足2克。劳役病热甚者始用一钱,3克多。升麻、柴胡与人参、橘皮、当归身、白术等量,各用3分,不足1克。1剂药的总剂量是10克左右。

用补中益气汤,1剂药10克,对我们现在的临床通常是不可能的。

当然,㕮咀、顿服对用量有一定的影响,药材质量对用量也有一定的影响。

后世医家使用补中益气汤,有剂量渐增趋势。赵献可在《医贯》中说:"古方只有黄芪一钱,其余各三分。薛立斋常用参、芪各半钱,白术一钱,当归一钱,陈皮七分,升麻、柴胡各五分,进退加减,神应无穷。如病甚者,参、芪或三钱五钱,随症加用。"

我们现在的临床,似乎不可能用如此小剂量的补中益气汤。但原方这种用量,至少对我们肆意加大剂量有一定的警示作用。在我们不能肯定大剂量确实比小剂量疗效好的时候,我们应该尽可能使

用小剂量。

上件㕮咀，都作一服，水二盏，煎至一盏，去渣，早饭后温服。如伤之重者，二服而愈，量轻重治之。

值得注意的是，补中益气汤所治证表现为：发热、头疼、气喘、口渴、脉洪大，有误辨为白虎汤证的可能。面对这样一个病人，可以说既重又急，所用补中益气汤的剂量又如此小，但疗效极好，一服即愈。伤之重者，才需二服。

原方服法是早饭后温服，而不是空腹服。

立方本指

下面是补中益气汤的方解。

夫脾胃虚者，因饮食劳倦，心火亢甚，而乘其土位，其次肺气受邪。

饮食劳倦是病因。

《难经·四十九难》中有"饮食劳倦则伤脾"之说。

饮食劳倦引起脾胃虚，即土虚。五行关系中，火生土，土生金。土虚则相对火亢，故李东垣说"心火亢甚，而乘其土位"。李东垣在《脾胃论》中阐述为"至而不至者，谓从后来者为虚邪，心与小肠来乘脾胃也"。

土虚则金虚，易受邪侵，故李东垣说"其次肺气受邪"。李东垣在《脾胃论》中阐述为"所生受病者，言肺受土、火、木之邪，而清肃之气伤，或胸满、少气、短气者，肺主诸气，五脏之气皆不足，而阳道不行也"。

须用黄芪最多，人参、甘草次之。脾胃一虚，肺气先绝，故用黄芪以益皮毛而闭腠理，不令自汗，损其元气。上喘气短，人参以补之。心火乘脾，须炙甘草之甘温以泻火热，而补脾胃中元气；若脾胃急痛并太虚，腹中急缩者，宜多用之。经云：急者缓之。

"肺主诸气"，肺气虚可致"五脏之气皆不足"，"阳道不行"，因此方中以擅长补肺气之黄芪为君，"用黄芪最多"。而补脾胃之气的人参、甘草"次之"。

《汤液本草》中记录："东垣云：黄芪、人参、甘草三味，退热之圣药也。《灵枢》曰：卫气者，所以温分肉而充皮肤，肥腠理而司开阖。黄芪即补三焦，实卫气，与桂同，特益气异耳……"

"退热"是基于治疗"阴火"为病而言。黄芪之功重在"补三焦"之气，"实卫气"。而三焦之气、卫气皆源于肺气的布化。简言之，黄芪之功重在"补肺气"。

《汤液本草》黄芪条下："气温，味甘，纯阳。""《象》云：治虚劳自汗，补肺气，入皮毛，泻肺中火。""《心》云：补五脏诸虚不足而泻阴火，去虚热，无汗则发之，有汗则止之。"可供参考。

人参，《汤液本草》中记录："气温，味甘。""《象》云：治脾肺阳气不足，及能补肺，气促，短气少气，补而缓中，泻脾肺胃中火邪，善治短气。非升麻为引用不能补上升之气，升麻一分，人参三分，为相得也。若补下焦元气，泻肾中火邪，茯苓为之使。"

人参之功，重在补脾胃之气。同时，上可补肺气，下可补元气。

《神农本草经》中说，人参"主补五脏"。

人身诸气,来源于元气,充养于脾胃之气,布化于肺气。人参"补五脏"是基于其补脾胃之气、补元气而言;黄芪"补五脏诸虚"是基于其补肺气而言。

甘草,《汤液本草》中记录:"《内经》曰:脾欲缓,急食甘以缓之。甘以补脾,能缓之也,故汤液用此以建中。""《象》云:生用大泻热火,炙之则温,能补上焦、中焦、下焦元气。和诸药相协而不争,性缓善解诸急,故名国老。"

炙甘草甘温,功在补脾胃之气。当然,缓急止痛也是其长。

需要指出的是,生甘草泻火,而炙甘草是没有泻火之功的。方书中多言甘草甘平,其实,临床所用,生甘草甘寒,炙甘草甘温,无平可言。

炙甘草不泻火,人参、黄芪也不泻火,因甘温之药是不可能泻火的。而书中所说甘温泻火热,是指甘温之药通过"补其中"而可以治疗由中虚(气虚)引起的阴火内生的病变。事实上,阴火盛时,必须在甘温补中基础上加入"甘寒以泻其火"才可以治愈。

白术苦甘温,除胃中热,利腰脐间血。

苦甘温之药,怎么能除热?

也许通过苦燥、甘补、温散,使湿去正复,阴火自去(或助益于治疗阴火)。

白术可"利腰脐间血",笔者始终不能理解。但在临床上,笔者常用较大剂量的白术为君治疗腰困、腰痛病变,取效良好。

《汤液本草》中记录:"本草在本条下无苍、白之名,近世用白术治皮间风,止汗消痞,补胃和中,利腰脐间血,通水道,上而皮毛,中而心胃,下而腰脐,在气主气,在血主血。"

37

反复阅读这段文字，体悟到白术诸般功用在于苦温去湿。《汤液本草》中引用洁古的话为"除湿利水道"。湿去则脾运胃升（我们现在多用"脾升"一词），阴火自散。湿去则腰脐间气畅血通。

胃中清气在下，必加升麻、柴胡以引之，引黄芪、甘草甘温之气味上升，能补卫气之散解，而实其表也；又缓带脉之缩急。二味苦平，味之薄者，阴中之阳，引清气上升也。

升麻，《汤液本草》中记录："阳明经本经药。""《心》云：发散本经风邪。元气不足者，用此于阴中升阳气上行。""《象》云：……若补脾胃，非此为引用不能补。"

柴胡，《汤液本草》中记录："少阳经、厥阴经行经之药。""东垣云：……能引胃气上行升腾，而行春令是也。""海藏云：能去脏腑内外俱乏，既能引清气上行而顺阳道，盖以少阳之气，初出地之皮为嫩阳，故以少阳当之。"

《脾胃论》中说，升麻"引胃气上腾而复其本位，便是行春升之令"。柴胡"引清气行少阳之气上升"。

后学李时珍在《本草纲目》中说："升麻引阳明清气上行，柴胡引少阳清气上行，此乃禀赋素弱，元气虚馁，及劳役饥饱生冷内伤，脾胃引经最要药也。"

一年之计在于春，春升则万物生。应象于人可以说：一身之计在于少阳，少阳升则生化不息。罗天益在《卫生宝鉴》中记录李东垣的言论有："少阳用事，万物方生，折之则绝生化之源，此皆奉生之道也。"补中益气汤所治证为内伤脾胃致脾胃之气不足，不能上升而反下陷。在黄芪、人参、炙甘草补不足的同时，加用升麻、柴胡引脾胃之气上升，恢复胃中精气"上输于脾""上归于肺"之能。

应该说，升麻、柴胡之用是本方中点睛之笔，没有升麻、柴胡也就不称其为补中益气汤。

也就是说，在补中益气汤的加减中，原则上是不可以去掉升麻、柴胡的。

需要注意的是，李东垣在构建内伤学说时，在传统脏腑虚实补泻法的基础上，创造性地加入了"脏气法时升降浮沉补泻法"。

《医学启源》中有"五脏补泻法""用药升降浮沉补泻法""脏气法时补泻法"，可参阅。

李东垣在构建内伤学说时，所使用的药物学理论，是在传统的四气五味、有毒无毒等理论的基础上，加入了张元素所创制的"气味厚薄升降浮沉理论"和"药物归经与引经报使理论"。从《汤液本草》中可以看到，李东垣曾著有《药类法象》一书。所谓"法象"，应该是《素问·阴阳应象大论》之"应象"之意，高士宗解释说："天地之阴阳，应象于人身；人身之阴阳，应象于天地。"在《药类法象》一书中，有"用药法象""药类法象"等。

只有明白"易水学派"的药物学理论，才有可能明白"易水学派"的制方用药。

学习"易水学派"的药物学理论，王好古所著的《汤液本草》是一本很重要的著作。

气乱于胸中，为清浊相干，用去白陈皮以理之，又能助阳气上升，以散滞气，助诸甘辛为用。

脾主运化水湿，脾胃为一身气机升降之枢纽。脾胃虚则脾运不及，水湿易停，故用白术去水湿；脾胃虚则升降失司，气陷气滞，故用陈皮散滞气。

《汤液本草》陈皮条下："《心》云：导胸中滞气，除客气。有白术则补脾胃，无白术则泻脾胃。然勿多用也。"

《脾胃论》中说，橘皮"以导气，又能益元气，得诸甘药乃可，若独用泻脾胃"。

方中橘皮苦温，功在理上、中焦气机，一有助于脾胃生化，二有助于清气上行。

方解中没有提到当归。《脾胃论》中说当归身"以和血脉"。

《汤液本草》当归条下记录："易老云：用头则破血，用尾则止血，若全用则一破一止，则和血也。入手少阴，以其心主血也；入足太阴，以其脾裹血也；入足厥阴，以其肝藏血也。"

方中所用酒洗当归身，功不在补益，而在和血脉。当归当与橘皮对等，一以和血，一以理气。气血畅行，有利于清气升发，有利于气机升降的恢复。

这样分析下来，方中当归是不可以用补血之白芍药代替的。

当然，也不可以用赤芍药等活血药代替。因病属不足，当归不伤正而赤芍药等其他活血药伤正。

补中益气汤方中8味药，用"东垣先生药类法象"分析：黄芪、人参、甘草、白术、陈皮、当归6味属"湿化成"类；升麻、柴胡属"风升生"类。方中没有出现"热浮长""燥降收""寒沉藏"类药物。

可以这样说，原方8味药，是在治疗脾胃本脏的基础上加用了"春升"的药物。没有涉及"夏浮""秋降""冬藏"的药物。

当然，在临床实际用方过程中，有时需要作对应的加减，也许会加用到"夏浮""秋降""冬藏"的药物。但是，我们在加减过程中，一定要有"升浮降沉"这套理论在指导，才可以真正会用、用好补中益气汤。

上文中我们讨论过原方中当归可不可以用白芍药代替，或赤芍药代替，从"药类法象"中分析也是不可以的。因为当归属于"湿化成"类，白芍药、赤芍药属于"燥降收"类。那么，能不能用川芎代替？不能，川芎属"风升生"类。

实际应用中，有学者喜欢常规加用茯苓利湿健脾。茯苓属"燥降收"类，不利于清气上行。

口干嗌干加干葛。

补中益气汤证的第一个兼见症竟然是口干咽干。

后世医家在临床上见口中和始用补中益气汤，见口干咽干慎用或禁用补中益气汤不知从何学来。

兼见口干、咽干，既不是加用麦冬、玄参、天花粉，也不是加用黄芩、射干、山豆根，而是加用干葛。不降反升，因证属清气不升，津不上承。

葛根，在《汤液本草》中记录："《象》云：治脾虚而渴，除胃热，解酒毒，通行足阳明经之药。""《心》云：止渴升阳。""《珍》云：益阳生津，勿多用，恐伤胃气。虚渴者，非此不能除。"

临床上，这种用方用药的理念和定力是需要我们学习和传承的。

脾胃气虚，不能升浮，为阴火伤其生发之气，荣血大亏，荣气不营，阴火炽盛，是血中伏火日渐煎熬，血气日减，心包与心主血，血减则心无所养，致使心乱而烦，病名曰悗。悗者，心惑而烦

闷不安也，故加辛甘微温之剂生阳气，阳生则阴长。或曰：甘温何能生血？曰：仲景之法，血虚以人参补之，阳旺则能生阴血，更以当归和之。少加黄柏以救肾水，能泻阴中之伏火。如烦犹不止，少加生地黄补肾水，水旺而心火自降。

阴火因脾胃气虚而生，反过来阴火又可耗伤脾胃之气。阴火不但可以伤气，也能伤血，血不养心可引起心乱而烦。这样说理似也能通，但总有一种为说理而说理的感觉。

实际上，从治疗来看，是在补中益气汤基础上加用了黄柏、生地泻阴火。可以这样说：这个以心乱而烦为主要表现的㤑病，是在内伤脾胃的基础上，阴火内扰心神引起的。治疗需要在补中益气汤补中升阳基础上加用泻阴火之法。似乎没必要为了说理而掺入血虚、生血之说。

后世医家多把补中益气汤作为李东垣内伤脾胃学说的代表方剂。李东垣内伤学说的三大治则是补中、升清、泻阴火，而补中益气汤只体现了补中、升清两大治则。如加上黄柏、生地泻阴火，则三大治则得到完整的体现。

后世医家多把补中益气汤作为"甘温除热"的代表方剂，但甘温除热往往是需要用到泻阴火药物的。

如气浮心乱，以朱砂安神丸镇固之则愈。

此处的气浮心乱，是指使用补中益气汤之后出现的？还是没用补中益气汤、起病即气浮心乱？

无论哪一种情况，在内伤病中，朱砂安神丸都应属于治标之方。

◆ 朱砂安神丸

朱砂五钱，另研水飞为衣　**甘草**五钱五分　**黄连**去须净，酒洗，六钱　**当归**去芦，二钱五分　**生地黄**一钱五分

《内经》曰：热淫所胜，治以甘寒，以苦泻之。

《素问·至真要大论》在讨论治疗"内淫而病"（六气淫胜，发为民病）时，有："热淫于内，治以咸寒，佐以甘苦，以酸收之，以苦发之。"在讨论治疗"天气之变"（司天气胜，发为民病）时，有："热淫所胜，平以咸寒，佐以苦甘，以酸收之。"

此处为内伤阴火，似乎既不是六气淫胜，也不是司天气胜。东垣也没有"治以咸寒""以酸收之"，而是"治以甘寒，以苦泻之"。东垣自创？

以黄连之苦寒，去心烦，除湿热为君。以甘草、生地黄之甘寒，泻火补气，滋生阴血为臣。以当归补其血不足。朱砂纳浮溜之火，而安神明也。

这是李东垣笔下以泻阴火为主的一张方剂。

朱砂，《神农本草经》中名丹砂，列为上品，后世医家多用其安神与解毒功能。现代临床使用渐少。

至此，我们可以看到，李东垣泻阴火，至少用到了"泻阴中之伏火"的黄柏，"补肾水"的生地黄，"去心烦、除湿热"的黄连，"泻火补气"的甘草，"纳浮溜之火"的朱砂。

那么，李东垣笔下的阴火究竟属虚火还是实火？在上焦、中焦、还是下焦？

显然，阴火既可以属虚火，又可以是实火。既可以在上焦，也可以在中焦，又可以在下焦。

上件除朱砂外，四味共为细末，汤浸蒸饼为丸，如黍米大，以朱砂为衣，每服十五丸或二十丸，津唾咽下，食后，或温水、凉水少许送下亦得。此近而奇偶，制之缓也。

食后服。

《素问·至真要大论》中说："病所远而中道气味之者，食而过之，无越其制度也。"

《黄帝素问直解》："病所远者，在上在下之病，而远于中道也。而中道气味之者，气味先归中道也。食而过之者，以食之先后，使药之过于上下也。如病在上而远于中，则先食后药，使过于上；病在下而远于中，则先药后食，使过于下，此服药先后之法，无越其制度可也。"

中医素来对服药时间是有讲究的。不知从何时起，早饭前、晚饭后，一日一剂两次服，成了病者的一种习惯性认识，值得处方者重视、纠正。

《素问·至真要大论》中说："君一臣二，奇之制也……近者奇之，远者偶之……补上治上制以缓……""是故平气之道，近而奇偶，制小其服也。"

上方为"君一臣二"之方，所治为近者（上焦），以丸剂，且每服小剂。

四时用药加减法

"脏气法时"是李东垣内伤学说的理论基础。

"随时用药"是李东垣内伤学说重要的用药法之一。

补中益气汤方后"四时用药加减法",示人以临证"随时用药"之法。

《内经》曰:胃为水谷之海。又云:肠胃为市,无物不包,无物不入,寒热温凉皆有之。其为病也不一,故随时证于补中益气汤中,权立四时加减法于后。

《灵枢·海论》中指出,人有髓海、血海、气海、水谷之海,其中"胃者水谷之海"。《类经》解释为:"水谷入口,藏于胃,以养五脏气,故五脏六腑之气味皆出于胃,而胃为水谷之海也。"

《内经》中有"六经为川,肠胃为海"、"五味入口,藏于肠胃"之说。"肠胃为市,无物不包,无物不入,寒热温凉皆有之"。这句话应当是李东垣读《内经》后总结而来。

以手扪之而肌表热者,表证也。只服补中益气汤一二服,得微汗则已。非正发汗,乃阴阳气和,自然汗出也。

补中益气汤可治表证。

只是,这一表证是在内伤病基础上出现的表证。

部分体虚气弱之人外感，有用补中益气汤治疗的机会。

李东垣是重视外感的，也是重视内伤基础上的外感的。只是构建内伤学说的需要，我们在其著作中所见几乎全部是内伤。

赵献可在《医贯》中指出：东垣创立此方，"以为邪之所凑，其气必虚，内伤者多，外感者间或有之。纵有外邪，亦是乘虚而入，但补其中、益其气，而邪自退，不可攻邪。攻则虚者愈虚，而危亡随其后矣。倘有外感而内伤不甚者，即于本方中酌加对证之药，而外邪自退。所谓仁义之师，无敌于天下也。"

若更烦乱，如腹中或周身有刺痛，皆血涩不足，加当归身五分**或一钱。**

涩为不行，不足为虚，在不足的基础上气血不畅，故加重当归身和血之力。

如精神短少，加人参五分　**五味子二十个。**

黄芪针对自汗，人参针对气短，故精神短少较甚时加重人参，同时加五味子"收肺气，补气不足"（《汤液本草》）。

头痛加蔓荆子三分**，痛甚加川芎**五分**。顶痛脑痛，加藁本**五分**，细辛**三分**。诸头痛，并用此四味足矣。**

清阳不升故头痛，加蔓荆子升发清阳。
痛甚者，升阳祛风需兼行血，加用川芎升阳祛风活血。
蔓荆子"治太阳经头痛"。

川芎"治少阳头痛，及治风通用"。

藁本"专治太阳头痛"，"治巅顶痛"。

细辛"治少阴头痛如神"，"止诸项头痛，诸风通用之味"。

四味相合，可治多经头痛。

需注意，此处所言头痛都是内伤病基础上的头痛，上药用量都应轻，三五分足够。往往量大坏事，量小捷效。

《汤液本草》中记录"东垣先生《用药心法》"："如头痛，需用川芎，如不愈，各加引经药。太阳川芎，阳明白芷，少阳柴胡，太阴苍术，少阴细辛，厥阴吴茱萸。如顶巅痛，须用藁本，去川芎。"可互参。

中医临床学中的药物归经与引经报使用药法，始用于"易水学派"。

如头痛有痰，沉重懒倦者，乃太阴痰厥头痛，加半夏五分，生姜三分。

《汤液本草》半夏条下："《心》云：能胜脾胃之湿，所以化痰。""《象》云：……治太阴痰厥头痛，非此不能除。"

头痛有痰、沉重懒倦为痰湿之征。

半夏功在燥湿化痰。

耳鸣，目黄，颊颔肿，颈肩臑肘臂外后廉痛，面赤，脉洪大者，以羌活一钱，防风、藁本以上各七分，甘草五分，通其经血；加黄芩、黄连以上各三分消其肿；人参五分，黄芪七分，益元气而泻火邪。另作一服与之。

在内伤基础上风火相煽，用羌活、防风、藁本、甘草、黄芩、黄连散风清火，加人参、黄芪益元气。

治标权宜之计。

李东垣笔下，风药可"通其经血"，意在治痛。

嗌痛颔肿，脉洪大，面赤者，加黄芩、甘草以上各三分，桔梗七分。

阴火甚，在上焦，故加黄芩、桔梗。

口干嗌干者，加葛根五分，升引胃气上行以润之。

胃气不上行致口干咽干。

如夏月咳嗽者，加五味子二十五个，**麦门冬去心，**五分。

如冬月咳嗽，加不去根节麻黄五分。

如秋凉亦加。

如春月天温，只加佛耳草、款冬花以上各五分。

补中益气汤可以治疗内伤咳嗽。

夏暑耗伤气阴，故加五味子、麦门冬，合方中人参为生脉散，益气养阴。

秋凉冬冷，寒气外迫，故加麻黄宣肺散寒。

春温气升，利于内伤脾胃病恢复，故只加佛耳草、款冬花温肺止咳。

同一方证，时令不同，处方加减有别，这是天人相应在临床处方中的具体应用之一。这种随时用药法经"易水学派"倡导、推广，对后世的中医临床学产生了极大的影响。但今日中医临床对这一用药法，远远没有达到应有的重视！

如果，今天的我们认为，天有天道，人有人道，天人不该相应，医学只重人道。那，中医也就不该存在了！

若久病痰嗽，肺中伏火，去人参，以防痰嗽增益耳。

言外之意，初病咳嗽可用人参。

为什么？

初病痰湿，不忌人参。久病郁而化火，不宜人参。这是针对内伤痰嗽而言。

如外感痰嗽，初病邪实，不宜用人参补益。《伤寒论》96 条小柴胡汤方下，"若咳者，去人参、大枣、生姜，加五味子半升、干姜二两"。而久病正虚，又当用人参补益。

明辨外感、内伤，有如此重要！

食不下，乃胸中胃上有寒，或气涩滞，加青皮、木香以上各三**分，陈皮五分。此三味为定法。**

补中益气汤可以治疗内伤病之食不下。

学医之初，尝见一中兽医给牲畜开药，方中常有"青陈皮各10克"。学自"易水学派"？

青皮、木香、陈皮三味均为辛苦温，有温散脘腹滞气之用，有开胃进食之功，但多用有耗气之弊。

见有恒用"焦三仙""焦四仙"治不食者。食积不食与气滞不食有别，临证不可混为一治。

如冬月，加益智仁、草豆蔻仁以上各五分。

如夏月，少加黄芩、黄连以上各五分。

如秋月，加槟榔、草豆蔻、白豆蔻、缩砂以上各五分。

如春初犹寒，少加辛热之剂，以补春气之不足，为风药之佐，益智、草豆蔻可也。

部分脾胃病往往在立秋后寒湿加临而发病或病变加重，此时宜加草豆蔻、白豆蔻、砂仁、槟榔等温燥寒湿、运脾开胃之品。

如冬寒加临，宜以祛寒为主，可加干姜、砂仁、草豆蔻等。

春寒之际，仍宜温散，可加益智仁、草豆蔻等。

秋、冬、春初，只是寒湿轻重程度有别，当以明理为要，不必拘执具体用药。

夏月暑湿加临，少加苦寒之品如黄芩、黄连等以清热燥湿。

心下痞，夯闷者，加芍药、黄连以上各一钱。

在清阳不升的同时，浊阴不降，滞塞心下气机。故在升清阳的同时佐用降浊阴之品。

此证为补中益气汤证伴见心下痞闷。

如以心下痞闷为主症，这样用药不如使用辛开苦降法（如半夏泻心汤加减）效好。

如痞腹胀，加枳实、木香、缩砂仁以上各三分，厚朴七分。如天寒，少加干姜或中桂桂心也。

补中益气汤治疗腹胀，需加理气药。同时有湿燥湿，有寒祛寒。

注意，祛湿首选燥湿而不是利湿，因利湿不利于脾气升发。

心下痞，觉中寒，加附子、黄连以上各一钱。**不能食而心下痞，加生姜、陈皮**以上各一钱。**能食而心下痞，加黄连**五分，**枳实**三分。**脉缓有痰而痞，加半夏、黄连**以上各一钱。**脉弦，四肢满，便难而心下痞，加黄连**五分，**柴胡**七分，**甘草**三分。

《脾胃论》中有："如病人能食而心下痞，加黄连一分或三分。如不能食，心下痞，勿加黄连。"

《汤液本草》黄连条下："心下痞满必用药也。仲景治九种心下痞，五等泻心汤皆用之。"

一药有一药之专长。黄连为治痞要药，但多与辛温（热）药并用，辛开苦降。

一法有一法之专长。辛开苦降法是治痞最多用治法。

痞而觉中寒，干姜配黄连多用，或干姜、附子配黄连。

后世有补中益气汤加附子法。当然，不是治疗心下痞。

黄连治痞，但苦寒伤胃，不能食者不用或慎用。即使用，也需在运脾开胃的基础上佐用。

内伤脾胃不能食者多因中寒气滞，故加生姜、陈皮散寒理气开胃。

半夏化痰降胃，散结消痞，为治疗痰痞首选药。《神农本草经》即记录"主……心下坚，下气……"

加柴胡疏肝畅三焦，"去肠胃中结气，饮食积聚，寒热邪气，推陈致新"（《神农本草经》）。

脉弦，提示肝郁。

脉弦、四肢满、便难，三焦不畅？

腹中痛者，加白芍药五分，**甘草**三分。**如恶寒觉冷痛，加中桂**五分。

如夏月腹中痛，不恶寒，不恶热者，加黄芩、甘草以上各五分，芍药一钱，**以治时热也。**

白芍药、甘草相伍，即芍药甘草汤，出自《伤寒论》，原方治疗"脚挛急"。

《汤液本草》芍药条下："《象》云：补中焦之药，得炙甘草为佐，治腹中痛。夏月腹痛，少加黄芩；如恶寒腹痛，加肉桂一钱。白芍药三钱，炙甘草一钱半，此仲景神方也。如冬月大寒腹痛，加桂二钱半……"

《伤寒论》中芍药甘草汤方芍药与甘草的剂量比为1:1，后世多用为2:1，这一用量源于李东垣？

后世医家将芍药甘草汤广用于治疗腹痛及诸多痛证，源于李东垣？

清代医家程国彭在《医学心悟》中写道："芍药甘草汤，止腹痛如神。脉迟为寒，加干姜；脉洪为热，加黄连。"与东垣所言同出一辙。

黄芩、甘草、芍药，再加大枣，即是《伤寒论》中治疗"自下利"的黄芩汤。显然，李东垣在这里不是用黄芩汤，而是用芍药甘草汤加黄芩。

"以治时热也"，是指腹痛无热证，而方中加黄芩，是治疗夏时之热所需。这是易水学派常用的"随时用药"法。

腹痛在寒凉时，加半夏、益智、草豆蔻之类。

指在秋冬寒凉时，寒湿主时，加半夏、益智、草豆蔻之类温燥寒湿，与夏月加用黄芩例同。

如腹中痛，恶寒而脉弦者，是木来克土也，小建中汤主之；盖芍药味酸，于土中泻木为君。如脉沉细，腹中痛，是水来侮土，以理中汤主之；干姜辛热，于土中泻水，以为主也。如脉缓，体重节痛，腹胀自利，米谷不化，是湿胜，以平胃散主之，苍术苦辛温，泻湿为主也。

前文所述腹中痛，是在补中益气汤证的基础上出现的，治疗用补中益气汤合芍药甘草汤加减。

这一段所述腹中痛，与补中益气汤证无关，似乎有与前述腹痛鉴别之意。

这一段，以脉象鉴别方证。

临床上，很多时候，选用某一方或不可以用某一方，是由脉象来决定的。

腹痛，见脉弦，不是补中益气汤证，是小建中汤证。

同理，见脉沉细是理中汤证，见脉缓是平胃散证。都不是补中益气汤证。

脉，不能解决所有的辨证论治问题。但，离开脉，辨证论治也是不可能的。

对脉的神化和对脉的轻视，都是临床不可取的。

那么，补中益气汤证可表现为什么脉象呢？

前文明确提到"脉洪大"。这是在内伤脾胃基础上阴火盛时的脉象。如果阴火不盛呢？

根据本书上卷"辨脉"的内容可以分析出，右脉大于左脉时，或脾脉独大于其他五脉时，可考虑补中益气汤证。

补中益气汤证可以兼见弦脉、兼见沉细脉、兼见缓脉，但只是在内伤脉的基础上兼见，而不可能以弦脉、沉细脉、缓脉为主脉。

实际上，方证与方证之间的鉴别，在临床上往往就表现为某一点，或脉象、或舌象、或某一主症。以小标题分隔开的一、二、三、四式的逐条罗列，往往是不符合临床的。

很显然，不顾及脉象，而以上述某一方统治以腹痛为主要表现的"消化道溃疡病"及其他病变，也是不符合中医临床的。即使是有效率达到多高，都对中医临床学无促进作用。

胁下痛，或胁下缩急，俱加柴胡三分，甚则五分，**甘草**三分。

胁下痛、胁下缩急，伴有肝气郁滞，加重柴胡意在疏肝，加重甘草意在缓急。

脐下痛者，加真熟地黄五分；**如不已者，乃大寒也，加肉桂**五分。

熟地黄治疗脐下痛？并且《脾胃论》中说熟地黄治疗脐下痛"其痛立止"。

《本草纲目》："[元素曰]地黄生则大寒而凉血，血热者须用之；熟则微温而补肾，血衰者须用之。又脐下痛属肾经，非熟地黄不能除，乃通肾之药也。"

熟地黄"补肾"还是"通肾"？脐下痛属虚还是属实?

腹痛为临床常见病症之一，引起腹痛的原因很多，临床上用熟地黄治疗脐下痛的机会似乎不多。今摘《东垣试效方》中对腹痛的部分论述，可供参考。

《东垣试效方·心胃及腹中诸痛门》："夫心胃痛及腹中诸痛，皆因劳役过甚，饮食失节，中气不足，寒邪乘虚而入客之，故卒然而作大痛。《经》言得炅则止，炅者热也，以热治寒，治之正也。"这是从内伤立论。"然腹痛有部分，脏位有高下，治之者亦宜分之……脘痛者，太阴也，理中、建中、草豆蔻丸之类主之；腹脐痛者，少阴也，四逆汤、姜附御寒汤之类主之；少腹痛者，厥阴也，正阳散、回阳丹、当归四逆之类主之……是随高下治也。"这是从病位分治。

此类文字并非出自李东垣之手，应该是后学者对李东垣（或李东垣师徒们）临床的整理。

另，陈修园在《时方妙用·心腹诸痛》中说："脐下痛者，乃少阴水脏、太阳水府不得阳热之气以施行，致阴寒凝结而痛。少阴水脏虚寒，用真武汤温之；太阳水府虚寒，用桂枝汤加熟附子、茯苓温之。"

赵献可在《医贯》中指出："凡小腹痛，多属肾气奔豚，惟桂泄奔豚，故加之。"

遍阅《内经》中悉言小腹痛皆寒，非伤寒厥阴之证也，乃下焦血结膀胱，仲景以抵当汤并抵当丸主之。

此段读不通。

《脾胃论》中是这样行文的:"《内经》所说少腹痛皆寒证……非伤寒厥阴之证也。仲景以抵当汤并丸主之,乃血结下焦膀胱也。"

少腹痛皆寒证,是李东垣读《内经》时体悟到的。

结合《东垣试效方》及上文的论述,似乎可以这样认为:脐上痛,即"脘痛",属太阴脾;脐下痛,即"腹脐痛",属少阴肾;"腹脐"两侧痛,即"少腹痛",属厥阴肝。

这种分类对临床有所帮助,但不可拘执。

小便遗失,肺金虚也,宜安卧养气,以黄芪、人参之类补之。不愈,则是有热也,黄柏、生地黄以上各五分,切禁劳役。

小便遗失,当包括白天尿不禁和入睡后遗尿。从内伤角度看,不外乎气虚不摄和阴火内扰。黄芪、人参补气虚,黄柏、生地黄泻阴火。

理论上讲,"有是证,用是药",方证对应,所投必中。但临床实际,往往因辨证不确,或用药(方)有误,致服药不效,需要医生再诊时调整辨证、用药。前诊的辨证用药对再诊的辨证用药是有一定帮助的。

如卧而多惊,小便淋溲者,邪在少阳厥阴,宜太阳经所加之药,更添柴胡五分;如淋,加泽泻五分。此下焦风寒合病也。经云,肾肝之病同一治,为俱在下焦,非风药行经则不可,乃受客邪之湿热也,宜升举发散以除之。

这一段不容易读明白。东垣行文多用脏腑名,少用六经名。而王好古行文常将脏腑名与六经名混用。

我们读这一段，至少能明白两点：

一是补中益气汤加泽泻可以治疗内伤淋证。

二是风药可以治疗淋证。风药治疗淋证的作用是"行经""升举发散"，与清热利湿通淋之药治疗淋证有别。

大便秘涩，加当归一钱，大黄酒洗煨，五分或一钱。如有不大便者，煎成正药，先用清者一口，调玄明粉五分或一钱，如大便行则止。此病不宜大下之，必变凶证也。

补中益气汤加减可以治疗内伤便秘。

补中益气汤证可以表现为便秘，并不一定都是便稀或腹泻。

治疗正虚之人，泻下需慎重。"不宜大下之"，是基于内伤。

《伤寒论》280条："太阴为病，脉弱，其人续自便利，设当行大黄、芍药者，宜减之，以其人胃气弱，易动故也。""胃气弱"，指内伤。"宜减之"，与"不宜大下之"理同。

补中益气汤是可以和承气汤合方的。

酒大黄只用五分或一钱，加玄明粉也只用五分或一钱。应该说，处方精炼，方药对证，很多时候小剂量都可取得大疗效，没必要过多浪费药材。

脚膝痿软，行步乏力，或痛，乃肾肝伏热，少加黄柏五分，空心服；不已，更加汉防己五分。

后学者多知朱丹溪善用黄柏，一味黄柏水丸即为"大补丸"。

《丹溪心法·补损五十一》："大补丸：去肾经火，燥下焦湿，治筋骨软。气虚以补气药下，血虚以补血药下，并不单用。川黄柏炒褐色。上以水丸服。"

其实，朱丹溪用黄柏当学自易水学派。易水学派最早提出黄柏入肾、黄柏治疗脚膝痿软。

《汤液本草》黄柏条下："《液》云：足少阴剂。肾苦燥，故肾停湿也。栀子、黄芩入肺，黄连入心，黄柏入肾，燥湿所归，各从其类也。"《象》云：治肾水膀胱不足，诸痿厥脚膝无力。于黄芪汤中少加用之，使两膝中气力涌出，痿即去矣。"

临证多见乏力、无力病患，医者习以正虚对待而施补益，有效有不效。

实际上，邪实与正虚都可导致乏力、无力，甚至邪实与正虚往往相伴而见，需医者在补虚与祛邪两法中斟酌。

此处"肾肝伏热"即李东垣所说阴火。"火与元气不能两立，一胜则一负"。阴火去则元气复，故加用黄柏能"使两膝中气力涌出"。

防己也是泻阴火之药。《汤液本草》防己条下："《象》云：治腰以下至足湿热肿盛，脚气，补膀胱，去留热，通行十二经。"

黄柏、防己都可治疗下焦湿热，在内伤脾胃基础上出现湿热下注所致脚膝痿软或疼痛可加用。防己与黄柏相比较，防己有入血之功、通经之用。

上文腹中痛见脉缓不用补中益气汤而用平胃散。此处腰膝痿软见脉缓，仍用补中益气汤，加用祛湿之品。

临证贵在灵活机变。

苍术配黄柏为二妙丸。补中益气汤也可和二妙丸合方。

脉缓，显沉困怠惰无力者，加苍术、泽泻、人参、白术、茯苓、五味子以上各五分。

气虚湿盛，补气祛湿。

人参、白术、茯苓、甘草为四君子汤。补中益气汤也可和四君子汤合方。

如风湿相搏，一身尽痛，以除风湿羌活汤主之。

◆ 除风湿羌活汤

羌活_{七分} 防风 升麻 柴胡_{以上各五分} 藁本 苍术_{以上各一钱}

上件锉如麻豆大，都作一服，水二盏，煎至一盏，去渣，大温服之，空心，食前。

所以然者，为风药已能胜湿，故另作一服与之。

李东垣善用风药。

风药属"风升生"类，"味之薄者"，有升清、祛风、胜湿、通经之功用。

羌活、防风、苍术是易水学派医家治疗风湿相搏、身痛关节疼痛病症的常用方组。

在内伤脾胃基础上，风湿困表。前者为本，后者为标，除风湿羌活汤为治标之方。治本之方与治标之方可以先、后服用，一日可以各服一剂。

之所以选用风药胜湿而不选用淡渗利湿，是因风湿在表（上）而不在里（下），且风药利于清阳上升。

肩背痛，汗出，小便数而少，风热乘肺，肺气郁甚也，当泻风热则愈，通气防风汤主之。

◆ 通气防风汤

防风　羌活　陈皮　人参　甘草以上各五分　藁本　青皮以上各
三分　白豆蔻　黄柏以上各二分　升麻　柴胡　黄芪以上各一钱
上㕮咀，都作一服，水二盏，煎至一盏，去渣，温服，食后。

上方证是治本方与治标方各另服。本方证是治本方（药）与治
标方（药）同处一方。

补中益气汤去白术、当归，加防风、羌活、藁本、青皮、白豆
蔻、黄柏即是通气防风汤。本证"泻风热"，实为泻风湿热。

金元时期治疗风热之法是用辛温药伍寒凉药，由刘河间开始倡
用。用辛凉药物治疗风热，盛行于清代。

如面白脱色，气短者，不可服。

本大虚，治本为急，不宜顾表。

治病需知先后缓急。如《伤寒论》372 条："下利腹胀满，身体
疼痛者，先温其里，乃攻其表；温里宜四逆汤，攻表宜桂枝汤。"

**肩背痛不可回顾者，此手太阳气郁而不行，以风药散之。脊痛
项强，腰似折，项似拔，此足太阳经不通行，以羌活胜湿汤主之。**

◆ 羌活胜湿汤

羌活　独活以上各一钱　藁本　防风　甘草炙　川芎以上各五

分 蔓荆子三分

上吹咀，都作一服，水二盏，煎至一盏，去渣，大温服，空心食前。

羌活胜湿汤是传世名方。

后学者多以羌活胜湿汤治疗头痛、头重、头蒙。

原方主治"肩背痛""脊痛项强""腰似折""项似拔"（《脾胃论》中有"头痛"一症）。

后学者多以羌活胜湿汤治疗外感病。

原方主治是在内伤病基础上的外感。

吴昆在《医方考》中对羌活胜湿汤所作方解较为中肯："外伤于湿，一身尽疼者，此方主之。脾胃虚弱，湿从内生者，二陈、平胃之类主之；水停于膈，湿盛濡泻者，六一、五苓之类主之；水渗皮肤，肢肿黄胀者，五皮、茵陈之类主之。今湿流关节，非上件所宜矣。经曰：风胜湿。故用羌、防、藁、独、芎、蔓诸风药以治之。以风药而治湿，如卑湿之地，风行其上，不终日而湿去矣。又曰：无窍不入，惟风为能。故凡关节之病，非风药不可。用甘草者，以风药悍燥，用以调之，此之谓有制之兵也。"

羌活胜湿汤是治标之方，可以单用，也可以和补中益气汤合方使用。《东垣试效方》中也有一"羌活胜湿汤"，其组成为上方羌活胜湿汤加细辛、薄荷合补中益气汤去白术、当归、陈皮加黄芩。

如身重，腰沉沉然，经中有寒湿也，加酒洗汉防己五分，轻者附子五分，重者川乌五分。

附子、川乌祛寒，防己祛湿，都有通经之功。

治疗寒湿腰痛，有用羌活胜湿汤加防己、附子（川乌）的机会。

甘姜苓术汤治疗寒湿腰痛。《金匮要略·五脏风寒积聚病脉证并治第十一》第 16 条："肾着之病，其人身体重，腰中冷，如坐水中，形如水状，反不渴，小便自利，饮食如故，病属下焦，身劳汗出，衣里冷湿，久久得之，腰以下冷痛。腹重如带五千钱，甘姜苓术汤主之。""甘草、白术各二两，干姜、茯苓各四两。上四味，以水五升，煮取三升，分温三服，腰中即温。"

同治寒湿腰痛，两方的区别在于：羌活胜湿汤加防己、附子（川乌）治疗寒湿自外受者，甘姜苓术汤治疗寒湿自内来者。

◆ 升阳顺气汤

治因饮食不节，劳役所伤，腹胁满闷，短气。遇春则口淡无味，遇夏虽热，犹有恶寒，饮则常如饱，不喜食冷物。

黄芪一两　半夏三钱，汤洗七次　草豆蔻二钱　神曲一钱五分，炒　升麻　柴胡　当归身　陈皮以上各一钱　甘草炙　黄柏以上各五分　人参去芦，三分

从药物组成分析，升阳顺气汤是在补中益气汤基础上去白术，加半夏、草豆蔻、炒神曲、黄柏而成。

在短气、口淡无味、恶寒等内伤脾胃不足的基础上，症见腹胁满闷、饮则常如饱、不喜食冷物等寒湿气滞证。因此，不用白术而用半夏、草豆蔻、神曲温中燥湿、理气开胃。

黄柏当属"随时用药"，病发在"夏"。

《医方考》中指出："清气在下，浊气在上，令人胸膈饱胀，大

便溏泻者，此方主之。"可参考。

脾胃不足之证，须用升麻、柴胡苦平，味之薄者，阴中之阳，引脾胃中清气行于阳道及诸经，生发阴阳之气，以滋春气之和也；又引黄芪、人参、甘草甘温之气味上行，充实腠理，使阳气得卫外而为固也。凡治脾胃之药，多以升阳补气名之者此也。

这一段阐述了内伤脾胃病中使用升麻、柴胡等"风药"的作用：一是使脏腑（脾胃）清气升发；二是引补气药卫外实腠理。

上件㕮咀，每服三钱，水二盏，生姜三片，煎至一盏，去渣，温服，食前。

每服三钱，不足 10 克。

◆ 升阳补气汤

治饮食不时，饥饱劳役，胃气不足，脾气下溜，气短无力，不耐寒热，早饭后转增昏闷，须要眠睡，怠惰，四肢不收，懒倦动作，及五心烦热。

厚朴姜制，五分　升麻　羌活　白芍药　独活　防风　甘草炙　泽泻以上各一钱　生地黄一钱五分　柴胡二钱五分

上件为粗末，每服五钱，水二盏，生姜三片，枣二枚，煎至一盏，去渣，大温服，食前。

如腹胀及窄狭，加厚朴。

如腹中似硬，加砂仁三分。

气短无力，不耐寒热，怠惰懒倦，脾胃气虚之象。方中用药，升阳有余而补气不足（只有炙甘草，而没用人参、黄芪），似乎方证不符。

方名中明言"升阳补气"，似乎处方与方名也不符。

暑伤胃气论

《刺志论》云：气虚身热，得之伤暑。热伤气故也。《痿论》云：有所远行劳倦，逢大热而渴，则阳气内伐，内伐则热舍于肾；肾者水脏也，今水不能胜火，则骨枯而髓虚，足不任身，发为骨痿。故《下经》曰：骨痿者，生于大热也。此湿热成痿，令人骨乏无力，故治痿独取阳明。

气属阳，主温煦。气虚当身寒。今气虚反身热，因外感暑热，暑热伤气。

《素问·痿论》曰："有所远行劳倦，逢大热而渴，渴则阳气内伐，内伐则热舍于肾。肾者，水脏也。今水不胜火，则骨枯而髓虚，故足不任身，发为骨痿，故《下经》曰：骨痿者，生于大热也……论言治痿者，独取阳明何也？岐伯曰：阳明者，五脏六腑之海，主润宗筋。宗筋主束骨而利机关也。"

李东垣在这里把"肾气热"所致骨痿解读为"湿热成痿"。

时当长夏，湿热大胜，蒸蒸而炽。人感之多四肢困倦，精神短少，懒于动作，胸满气促，肢节沉疼；或气高而喘，身热而烦，心下膨痞，小便黄而少，大便溏而频；或痢出黄糜，或如泔色；或渴或不渴，不思饮食，自汗体重；或汗少者，血先病而气不病也。其脉中得洪缓，若湿气相搏，必加之以迟，迟病虽互换少差，其天暑湿令则一也。

诸症表现不一，但都是由气虚湿热引起。

李东垣的著作中多次提到"血"病、"气"病，不好理解，和我们现在所说的"血分病""气分病"不同。

《灵枢·经脉》十二经都有"是动""所生病"。有学者解读为："是动者，表也，谓病在经而动也；所生病者，里也，谓病自内而生也。"而《难经·二十二难》解读为："经言是动者，气也；所生病者，血也。"

联系经文解读，笔者想到李东垣这里所说的血与气，是不是内与外？如果是，那么李东垣著作中的血病即指内伤病，气病即指外感病。这一段文字中的"血先病"即指"内伤病"。

宜以清燥之剂治之，名之曰清暑益气汤主之。

暑令为长夏，长夏主湿，故用"清燥"二字。

◆ 清暑益气汤

黄芪汗少者减五分　苍术泔浸去皮，以上各一钱五分　升麻一钱　人参去芦　　白术　橘皮　神曲炒　泽泻以上各五分　甘草炙　黄柏酒浸　当归身　麦门冬去心　青皮去白　葛根以上各三分　五味子九个清代医家费伯雄在《医方论》中论到清暑益气汤时说道："清暑益气汤，药味庞杂，补者补而消者消，升者升而泻者泻，将何所是从乎？且主治下有胸满气促一条，则黄芪、升麻所当禁。余谓此等症，但须清心养胃，健脾利湿足矣，何必如此小题大做。东垣先生，余最为服膺，惟此等方不敢阿好。"

"服膺"，但不懂，故有此论。

相比《伤寒论》中的方剂而言，李东垣所制方剂往往用药较多，这一点经常被后学者所诟病。清暑益气汤即为用药较多的代表方剂之一。即使如此，清暑益气汤用药也仅为 15 味，比之一张处方动辄 20 多味、甚至达 40 多味、50 多味者仍然为小方。

不明组方之理即感"药味庞杂"，明其理即不感"药味庞杂"。

补者补其虚，消者消其实，升者升其陷，泻者泻其过。各有所适，并行不悖。仲景如此组方，东垣如此组方，这应该是临床常用组方治法之一。

胸满气促，外感邪实引起者，黄芪、升麻必在当禁之列。而内伤气陷所引起的呢？舍黄芪、升麻可用何药？后世医家张锡纯治疗胸满气促之升陷汤，同样也用到了黄芪、升麻。

李东垣在"脏腑虚实补泻法"的基础上发展出"脏腑虚实升降浮沉补泻法"，这是李东垣的一大创举，可惜后人多有不解。费伯雄所说"清心养胃，健脾利湿"即属"脏腑虚实补泻法"。费氏不理解"脏腑虚实升降浮沉补泻法"，因此也只能说东垣"小题大做"。

东垣处方，药物用量有较大者，如当归补血汤等方，但更多的是药物用量较小者。张景岳曾对此提出疑问："及再考虑东垣之方，如补中益气汤、升阳益胃汤、黄芪人参汤、清暑益气汤等方，每用升柴，此即其培养春生之意，而每用芩连，亦即其制伏火邪之意。第以二三分之芩、连，固未必即败阳气，而以五七分之参、术，果即能斡旋元气乎？"（《景岳全书》）

吴鞠通说"治外感如将"，"治内伤如相"。东垣用小剂参、术，可从"治内伤如相"理解？

《内经》云：阳气者，卫外而为固也。炅则气泄。

《素问·生气通天论》："阴者，藏精而起亟也；阳者，卫外而为固也。"

《素问·举痛论》："余知百病生于气也。怒则气上，喜则气缓，悲则气消，恐则气下，寒则气收，炅则气泄，惊则气乱，劳则气耗，思则气结。九气不同，何病之生？……炅则腠理开，荣卫通，汗大泄，故气泄矣。"

两段毫无关联的经文，被李东垣很自然、很随意地用到一起来说理，可见李东垣做学问的根砥。

今暑邪干卫，故身热自汗。以黄芪、人参、甘草补中益气为君；甘草、橘皮、当归身甘辛微温养胃气，和血脉为臣。苍术、白术、泽泻渗利除湿。升麻、葛根苦甘平，善解肌热，又以风胜湿也。湿胜则食不消而作痞满，故炒曲甘辛，青皮辛温，消食快气。肾恶燥，急食辛以润之，故以黄柏苦辛寒，借甘味泻热补水虚者，滋其化源。以五味子、麦门冬酸甘微寒，救天暑之伤庚金为佐也。

上咬咀，作一服，水二盏，煎至一盏，去渣，稍热服，食远。

从脏腑辨证作解。

从方药组成看，本方由补中益气汤以葛根易柴胡，加苍术、黄柏、神曲、青皮、麦门冬、五味子而成。

补中益气汤治疗内伤气虚。病发于暑天土令，而非春季木令，故不用行少阳经之柴胡，而代以行阳明经之葛根，且葛根有"益阳生津"之用。

苍术、黄柏针对湿热而设。《丹溪心法》中二药相伍名二妙散，"治筋骨疼痛因湿热者"。本方中用治"湿热成痿"。

神曲、青皮消食快气，针对"心下痞痛"而设。

《脾胃论》中有："湿热大胜，主食不消化，故食减，不知谷味，加炒曲以消之。"

青皮的消食作用往往被医者忽视，《汤液本草》青皮条下："《液》云：主气滞下食，破积结及膈气。"

麦门冬、五味子合人参为生脉散，针对暑伤气阴而设。《脾胃论》中有："复加五味子、麦门冬、人参泻火，益肺气，助秋损也。此三伏中长夏正旺之时药也。"

黄柏、麦门冬、五味子，都属于"随时用药"之例。

此病皆因饮食失节，劳倦所伤，日渐因循，损其脾胃，乘暑天而作病也。

李东垣明言，清暑益气汤证是在内伤病的基础上暑天发病或伤暑而发。

可以这样说：清暑益气汤主要治疗内伤病而不是外感病，治疗主要针对正气而不是邪气。

赵献可在《医贯》中说："伤暑而苦头痛，发躁恶热，扪之肌肤大热，必大渴引饮，汗大泄，齿燥，无气以动，乃为暑伤气，苍术白虎主之。若人元气不足，用前药不应，惟清暑益气汤或补中益气汤为当。大抵夏月阳气浮于外，阴气伏于内。若人饮食劳倦，内伤中气，或酷暑劳役，外伤阳气者多患之。法当调补元气为主，而佐以解暑。"

《医贯》中这段论述是中肯的，符合临床实际的。

而徐灵胎在《医贯贬》中写出不同意见："自汗多而气上，反用升、柴；热气未清，反用参、术。与尔何仇，必欲杀？""暑气未清而补，即补暑矣。夏月服补而卒死者，我见亦多矣。皆此等邪说杀之也！""（清暑益气汤）杂出不伦，古人制方之义至此而尽。医道之一厄也。"

可以说，徐灵胎完全不懂李东垣。既不明白脏气法时、升降浮沉，也不明白内伤脾胃、气虚阴火，自然不懂一方中可以补中、升清、泻阴火。

当然，徐灵胎所说也是从临床中来。不明内伤、外感，不明升降浮沉，是不可以试用李东垣组方的。

温病学家王孟英也不明白李东垣清暑益气汤治疗内伤，在《温热经纬》中说："东垣之方，虽有清暑之名，而无清暑之实。"

倘李东垣地下有知，也许会借用刘河间的一句话发一声感慨："医道日浅！"

如汗大泄者，津脱也，急止之。加五味子十枚，炒黄柏五分，知母三分。此按而收之也。

李东垣从内伤立论。

在李东垣看来，汗大泄，无非气虚表不固和阴火内盛，治疗当补气固表泻阴火。所加知母、黄柏为泻阴火设，加重五味子为固表敛津设。

当然，暑热迫津外泄，白虎加人参汤类方也可加用。

如湿热乘其肾肝，行步不正，脚膝痿弱，两足欹侧，已中痿邪，加酒洗黄柏、知母以上各五分，**令两足涌出气力矣。**

黄柏、知母泻阴火，与苍术、泽泻相伍治疗下焦湿热。

如大便涩滞，隔一二日不见者，致食少，乃血中伏火而不得润也。加当归身、生地黄以上各五分，**桃仁泥、麻仁泥**以上各一钱，**以润之。**

内燥便秘，取润燥通下而不取泻下。

润燥不利于清热、燥湿，只宜暂用。

此加减法在《脾胃论》中见于黄芪人参汤方后有"如大便通行，所加之药勿再服"之戒。

当然，润下与泻下当随证取舍，并非绝对。黄芪人参汤方后又有："如大便又不快利，勿用别药，少加大黄煨，五分。"

夫脾胃虚弱之人，遇六七月霖雨，诸物皆润，人汗沾衣，身重短气，更逢湿旺，助热为邪，西北二方寒清绝矣。人重感之，则骨乏无力，其形如梦寐间，朦朦如烟雾中，不知身所有也。圣人立法，夏月宜补者，补天真元气，非补热火也，夏食寒者是也，故以人参之甘补气，麦门冬苦寒，泻热补水之源，五味子之酸，清肃燥金，名曰生脉散。孙真人云：五月常服五味子以补五脏之气，亦此意也。

这一段仍然论述"暑伤胃气"，但已与清暑益气汤无关。

霖雨湿旺和生脉散证没有直接关系，只是生脉散证出现的背景而已。

天真元气，指肺气。补天真元气和补热火，有针对正气与针对邪气之别。

生脉散出自《内外伤辨惑论》？

◆ 参术调中汤

泻热补气，止嗽定喘，和脾胃，进饮食。

白术五分　黄芪四分　桑白皮　甘草炙　人参以上各三分　麦门冬去心　青皮去白　陈皮去白　地骨皮　白茯苓以上各二分　五味子二十个

《内经》云：火位之主，其泻以甘。以黄芪甘温，泻热补气；桑白皮苦微寒，泻肺火定喘，故以为君。肺欲收，急食酸以收之。以五味子之酸，收耗散之气，止咳嗽。脾胃不足，以甘补之，故用白术、人参、炙甘草，苦甘温补脾缓中为臣。地骨皮苦微寒，善解肌热；茯苓甘平，降肺火；麦门冬甘微寒，保肺气为佐。青皮、陈皮去白，苦辛温散胸中滞气为使也。

上件咬咀，如麻豆大，都作一服，水二盏，煎至一盏，去渣，大温服，早饭后。忌多语言劳役。

在内伤脾胃的基础上，出现肺气热、肺气上逆。

在补中益气汤基础上，去升阳之升麻、柴胡，易以降肺之桑白皮、地骨皮，合以补肺之生脉散，加降浊之茯苓、青皮。

未用当归。

桑白皮、地骨皮出自泻白散。我们也可以把本方看作是补中益气汤合泻白散、生脉散的加减方。

补中益气汤利于春升，参术调中汤利于秋降。

◆ 升阳散火汤

治男子妇人四肢发困热，肌热，筋骨间热，表热如火燎于肌肤，扪之烙手。夫四肢属脾，脾者土也，热伏地中，此病多因血虚而得之也。又有胃虚，过食冷物，郁遏阳气于脾土之中，并宜服之。

升麻　葛根　独活　羌活　白芍药　人参以上各五钱　**甘草**炙　**柴胡**以上各三钱　**防风**二钱五分　**甘草**生，二钱

上件㕮咀，如麻豆大，每服称五钱，水二盏，煎至一盏，去渣，大温服，无时，忌寒凉之物。

升阳散火汤是治疗火郁发热的名方。

升阳散火汤所治发热是内伤发热。

内伤发热，自觉蒸蒸而躁热，即"筋骨间热"。伴见困乏，即"困热"。其成因是"血虚""热伏地中"，加之"过食冷物，郁遏阳气于脾土之中"。

李东垣所说的"血虚"是以气虚为前提的，"血虚以人参补之"。

热伏地中，即气虚无力升浮而致阳气郁滞化为阴火。

可以这样理解：升阳散火汤所治郁火是由于内伤脾胃，气虚无力升浮，或者在此基础上过食冷物，进一步损伤和遏制阳气，致使阳气郁滞于脾胃所化之阴火。

升阳散火汤十味药，其中升麻、柴胡、葛根、羌活、独活、防风六味药属"风生升"类，助阳气升浮，解阳气郁滞。"此皆味薄气轻，上行之药，所以升举阳气，使三焦畅遂，而火邪皆散矣"（《医方集解》）。同时佐用人参、炙甘草甘温补脾胃之气，针对气虚无力升浮而设；佐用生甘草泻已成之阴火。

至于佐用白芍药，一以佐治风药，散中有收，不使升散太过；一以佐助生甘草甘寒以泻阴火；一以佐助人参补益"血虚"。

本方中柴胡用量三钱，在《脾胃论》中升阳散火汤柴胡用量是八钱。

◆ 当归补血汤

治肌热，燥热，困渴引饮，目赤面红，昼夜不息。其脉洪大而虚，重按全无。《内经》曰：脉虚血虚。又云：血虚发热，证象白虎，惟脉不长实为辨耳，误服白虎汤必死。此病得之于饥困劳役。

黄芪一两　　**当归**酒洗，二钱

上件㕮咀，都作一服，水二盏，煎至一盏，去渣，温服，空心食前。

当归补血汤，黄芪用一两，当归用二钱。在李东垣方剂中，属药味少、药量大者。

后世方书多把当归补血汤归入"补血剂"中。

补血剂，治疗血虚，为什么以大剂黄芪为君？

有学者以"阳升阴长"解释，有学者以"益气生血"解释。

那么，治疗血虚，什么时候应该以补血药为主？什么时候应该以补气药为主？

这是临床用方者必须面对的问题。

有学者说"血脱益气"，这应该是后学者对当归补血汤方剂的拓展应用。李东垣原书中并没有涉及"血脱"。

血虚，当症见头晕眼花、面淡唇淡、心悸经少、舌淡脉细等表现。血虚发热，可伴见五心烦热，晚上身热，口干不喜多饮等症。

显然，肌热燥热、目赤面红、脉洪大而虚并不是血虚的表现。

血虚脉细，气虚脉弱。血虚有热脉细数，气虚有热脉可洪大而虚。

当归补血汤所治证，"得之于肌困劳役"，"证象白虎"，应该是气虚阴火之证。

李东垣在本书"卷上"中即提到内伤不足之病"皆与阳明中热白虎汤证相似"。

那么，既然是气虚阴火，为什么要说"血虚""补血"呢？

文中所引《内经》"脉虚血虚"，出自《素问·刺志论》。但原文中说："此其常也，反此者病。"原文中也没有说"血虚发热"，而是说"气虚身热，得之伤暑"。

伤暑，本方证恰好出自于"暑伤胃气论"之下。

当归补血汤应该是治疗气虚伤暑发热。

仍然没有明白"血虚"。

《脾胃论》中对补中益气汤证中"阴火"产生的机理是这样说理的："血并于阳，气并于阴"，"上焦不行，下脘不通。"也就是说：在气虚的基础上，阳气不能升浮外达，导致气偏胜于里，血偏胜于表，气机郁滞而化生阴火。

那么，我们不妨对当归补血汤方证中"阴火"的产生机理作这样的说理："气并于阳，血并于阴。"也就是说：在气虚的基础上，加上暑热外伤，阳气浮散太过，相对来讲，在表之气偏胜于血，即在表偏于血虚。

当归补血汤主治血虚在表者。

当归补血汤可以看作补中益气汤的加减方。

相对来讲，当归补血汤的病位在表，且阴火的形成主要因于气虚伤暑，并无明显脾胃升降障碍表现，故不用补中益气汤中补中气的人参、白术、炙甘草和恢复气机升降的升麻、柴胡、陈皮。而只取用黄芪、当归。

考虑到阳气浮散，阴火又盛，加之暑热耗气，故黄芪、当归取用较大剂量（尤其黄芪），意在实卫，意在救急。

至于陈修园在《时方妙用》中所说的："妇人血崩……若脱血之顷，不省人事，大汗不止者，宜参附汤。贫者以当归补血汤加熟附子二三钱。"显然已超越了李东垣制方本意，属方剂的拓展应用。

当归补血汤确可用于救治血脱者。

当归补血汤与清暑益气汤同治气虚伤暑发热，二方证主要区别在于：后者有湿热内滞和升降失常，而前者没有。

东垣之方，据证而立。

◆ 朱砂凉膈丸

治上焦虚热，肺脘咽膈有气，如烟抢上。

黄连　山栀子以上各一两　人参　茯苓以上各五钱　朱砂三钱，别

研　脑子五分，别研

上为细末，研匀，炼蜜为丸，如梧桐子大，朱砂为衣，熟水送下五七丸，日进三服，食后。

黄连、山栀、朱砂泻心火，人参益胃气，茯苓淡渗下行。

脑子即冰片，解热毒，利清窍。

东垣治火用风药升散，是基于气机升散不及之"郁火"。并不是说东垣治阴火都用升散，本方即为清泻沉降之方。

◆ 黄连清膈丸

治心肺间有热，及经中热。

麦门冬去心，一两　黄连去须，五钱　鼠尾黄芩净刮，三钱

上为细末，炼蜜为丸，如绿豆大，每服三十丸，温水送下，食后。

上方治心火，本方治心火肺热。

在内伤病中为治标之方。

◆ 门冬清肺饮

治脾胃虚弱，气促气弱，精神短少，衄血吐血。

紫菀茸一钱五分　黄芪　白芍药　甘草以上各一钱　人参去芦　麦门冬以上各五分　当归身三分　五味子三个

上㕮咀，分作二服，每服水二盏，煎至一盏，去渣，温服，食后。

《局方》中大阿胶丸亦宜用。

夏暑，气促气弱，衄血吐血，不宜升阳，急当降肺。

补中益气汤去升阳之升麻、柴胡，温燥之白术、陈皮，加紫菀、白芍药、麦门冬、五味子，温润肺气，敛降肺气。

《汤液本草》麦门冬条下："《象》云：治肺中伏火，脉气欲绝，加五味子、人参，三味为生脉之剂，补肺中元气不足。"

《局方》大阿胶丸组成：麦门冬、丹参、防风、柏子仁、茯神、杜仲、百部根、干山药、阿胶、茯苓、熟干地黄、五味子、远志、人参。治疗肺虚客热、肺阴不足、吐血呕血等病症。

上两方都是肺胃同治，治肺为主。

◆ 人参清镇丸

治热止嗽，消痰定喘。

柴胡　人参以上各一两五钱　生黄芩　半夏　甘草炙，以上各七钱五分　青黛六钱　天门冬去心，三钱　陈皮去白　五味子去核，二钱

上件为细末，水糊为丸，如梧桐子大，每服三十丸至九十丸，温白汤送下，食后。

《局方》中人参清肺汤亦宜用。

单从药物组成分析，本方为小柴胡汤去生姜、大枣，加青黛、天门冬、陈皮、五味子。

但本方主治并非外感少阳病，而是内伤痰喘病。东垣处方，也不是用小柴胡汤加减。

本方柴胡、人参用量最大。

柴胡，"除虚劳，定寒热，解肌热，去早晨潮热……"（《汤液本草》）本方所用，当为"治热"而设。

人参为治内伤而设。人参伍天门冬、五味子、炙甘草补肺止嗽定喘。《汤液本草》天门冬条下："《象》云：保肺气。治血热侵肺，上喘气促，加人参、黄芪为主用之，神效。""二门冬、人参、北五味子、枸杞子，同为生脉之剂。"

半夏、陈皮、黄芩、青黛，为治痰热而设。

本方证为内伤肺胃不足，痰热蕴肺，症见发热、痰多、喘嗽。

《局方》人参清肺汤组成：地骨皮、人参、阿胶、杏仁、桑白皮、知母、乌梅、炙甘草、罂粟壳。治疗肺胃虚寒、咳嗽喘急，肺痿劳嗽、唾血腥臭等。

◆ 皂角化痰丸

治劳风，心脾壅滞，痰涎盛多，喉中不利，涕唾稠黏，嗌塞吐逆，不思饮食，或时昏愦。

皂角木白皮酥炙　白附子炮　半夏汤洗七次　天南星炮　白矾枯　赤茯苓去皮　人参以上各一两　枳壳炒，二两

上为细末，生姜汁面糊为丸，如梧桐子大，每服三十丸，温水送下，食后。

劳风，病名。

《素问·评热病论》："帝曰：劳风为病何如？岐伯曰：劳风法在肺下，其为病也，使人强上冥视，唾出若涕，恶风而振寒，此为劳风之病。"

《内经》中"劳风"是热病的变证之一。李东垣在此处所说的

劳风是指内伤烦劳所引起的心脾病变。

证属痰盛，治以化痰为主。所不同的是，考虑到内伤正虚，诸化痰药中伍一味人参。

◆ 白术和胃丸

治病久厌厌不能食，而脏腑或结或溏，此胃气虚弱也。常服则和中理气，消痰去湿，和脾胃，行饮食。

白术一两二钱 半夏汤洗七次 厚朴姜制，以上各一两 陈皮去白，八钱 人参七钱 甘草炙，三钱 枳实麸炒 槟榔以上各二钱五分 木香一钱

上件为细末，生姜汁浸蒸饼为丸，如梧桐子大，每服三十丸，温水送下，食远。

本方证有三个特点：一是病久；二是"厌厌不能食"，即见食生厌，不喜食，也不能食；三是"脏腑或溏或结"，即大便不调，有时便秘，有时便溏。

证属"胃气虚弱"。

治法，并不是虚弱即补，而是"和中理气，消痰祛湿，和脾胃，行饮食"。同时，需要"常服"，不可能"一服而愈"。

虚则补之，这句话没错。但如何补，何时补，这都是有讲究的。

治疗重在开胃。能食，大便正常，饮食也是补药。

从药物组成上分析，本方由六君子汤去茯苓加厚朴、枳实、槟榔、木香组成。但本方白术用量最大，以白术为君。

实际上，本方可看作是枳术丸加味方，而不是六君子汤的加减方。

枳术丸"卷下"有专论。

肺之脾胃虚方

脾胃虚则怠惰嗜卧，四肢不收，时值秋燥令行，湿热少退，体重节痛，口干舌干，饮食无味，大便不调，小便频数，不欲食，食不消；兼见肺病，洒淅恶寒，惨惨不乐，面色恶而不和，乃阳气不伸故也。当升阳益气，名之曰升阳益胃汤。

文中怠惰嗜卧、四肢不收、体重节痛、食不消等症状的描述似参考《难经》。

《难经·十六难》："……假令得脾脉，其外证：面黄，善噫，善思，善味；其内证：当脐有动气，按之牢若痛；其病：腹胀满，食不消，体重节痛，怠惰嗜卧，四肢不收……假令得肺脉，其外证：面白，善嚏，悲愁不乐，欲哭；其内证：脐右有动气，按之牢若痛；其病：喘咳，洒淅寒热……"

临床辨证的要诀之一在于"合参"。

四诊合参，脉症合参，病症合参，以及天人合参，等等。没有"合参"，也就没有"辨"。

怠惰嗜卧，四肢不收，虚在脾胃，实在湿困。倘值夏暑，可能是清暑益气汤证。如值秋令，湿热退而燥气行，则不可能是清暑益气汤证。

中医临床是不可能离开"四时"的，没有与四时合参的中医标准化是不符合中医临床的。

脾胃主受纳、运化、化生气血、升清降浊。辨析脾胃状态，多从饮食、大小便、精神气色三大方面考察。

肺主皮毛。辨析肺的状态，气机在皮毛的布化与出入是否正常是很重要的一个方面。

脾胃虚弱，受纳、运化不足，则"饮食无味""不欲食""食不消"。运化、升清降浊失司，则"大便不调""小便频数"。气血生化不足，则"怠惰嗜卧，四肢不收"、"兼见肺病"。

肺气不足，不能布化于皮毛，温煦皮毛不足，则"洒淅恶寒，惨惨不乐，面色恶而不和"。

肺气不足的原因是脾胃之气不足，阳气不能上升外达，因此说"乃阳气不升故也"。

升阳，包括使阳气"伸"，也包括恢复中焦气机升降。

益气，既包括补益肺气、胃气，也包括运脾和胃。

◆ **升阳益胃汤**

黄芪二两　半夏洗，此一味脉涩者用　人参去芦　甘草炙，以上各一两　独活　防风以秋旺，故以辛温泻之　白芍药何故秋旺用人参、白术、芍药之类反补肺，为脾胃虚则肺最受邪，故因时而补，易为力也　羌活以上各五钱　橘皮四钱　茯苓小便利不渴者勿用　柴胡　泽泻不淋勿用　白术以上各三钱　黄连一钱

上㕮咀，每服称三钱，水三盏，生姜五片，枣二枚，煎至一盏，去渣，温服，早饭后。或加至五钱。

秋主降，"秋旺"指秋降太过。治疗以春升药治其秋降太过，因此说独活、防风"辛温泻之"，泻其太过。

病本内伤脾胃，肺金本虚，为什说"秋旺"？

肺金虚是指脏气不足，秋旺是指正值秋令。天人相应，外界之秋降助体内之秋降。不足宜补，故用黄芪、人参、白术、芍药之类；太过宜泻，故用独活、防风、羌活、柴胡之类。

因时而补，是基于内伤不足而言，如春季补肝、秋季补肺等。

从药物组成分析，升阳益胃汤由补中益气汤去升麻、当归加半夏、茯苓、独活、防风、羌活、白芍药、泽泻、黄连组成。

所加药物实际上分为两组：一组是升清药，独活、防风、羌活；一组是降浊药，半夏、茯苓、白芍药、泽泻、黄连。

两组药合用，在升清降浊的同时有治疗湿热之功，实针对上文所说的"湿热少退"。"少退"不是"全退"。

本方主要针对肺脾气虚，湿热内滞，中焦升降失司而设。

本方也可以看作由六君子汤加黄芪、独活、防风、羌活、柴胡、白芍药、泽泻、黄连而成。

本方与六君子汤的不同之处在于，增加了恢复气机升降的药物。

费伯雄在《医方论》中论到升阳益胃汤时说过如下一段话："东垣论饥饱劳役，阳陷入阴，面黄气弱，发热者，当升举阳气，以甘温治之。此真卓识确论，为治阳虚发热者开一大法门。唯方中辄用升、柴，恐上实下虚者更加喘满。在东垣必能明辨，当病而投。后人若执定此法，一概施之，则误人不浅矣。"

此段话从临床中来，学东垣而误人者并不鲜见。

但读这段话总感觉有不太合适之处。一是，东垣用升、柴并不是治疗发热。如升阳益胃汤用独活、防风、柴胡、羌活相伍，都不是为治发热而设；二是，中医临床从来没有任何一法可"执定"，可一概施之。学东垣如此，学他人也如此。

服药后如小便罢而病加增剧，是不宜利小便，当少去茯苓、泽泻。

茯苓针对小便不利而设，泽泻针对小便淋而设。二药淡渗下降，不利于升阳。

若喜食，一二日不可饱食，恐胃再伤，以药力尚少，胃气不得转运升发也，须薄味之食或美食助其药力，益升浮之气而滋其胃气，慎不可淡食以损药力，而助邪气之降沉也。

升阳益胃汤有开胃之功，胃纳已开，但胃气仍弱，需食养。一是不可饱食、过食；二是不可过腻或淡食。饮食过腻不易消化，恐胃纳转差，故须"薄味之食"。饮食淡渗，不利于阳气升浮，与药力相左，因此说"损药力"。至于美食，有开胃之功，因此说可"助其药力"。

尝见有人长期用薏苡仁、赤小豆熬粥服食，此即属东垣所说"淡食"类，久服损脾，不足取。

临床上，医嘱至关重要。

医嘱也要辨证对待，不可拘执。

可以小役形体，使胃与药得转运升发；慎勿太劳役，使气复伤，若脾胃得安静尤佳。

内伤不足，适当活动、锻炼是有益的，但过则有伤，会加重内伤不足。

内伤脾胃不足，须静养。但此处之静，主要在于心静，而非体静。

若胃气稍强，少食果以助谷药之力。经云：五谷为养，五果为助者也。

五果为助。但需要"胃气稍强""少食"。

尝见有养生者，每日定量服用大量水果。有损脾胃，不足取。

◆ 双和散

补血益气，治虚劳少力。

白芍药二两五钱　黄芪　熟地黄　川芎　当归以上各一两　甘草炙　官桂以上各七钱五分

上为粗末，每服四钱，水一盏半，生姜三片，枣二枚，煎至七分，去渣，温服。

大病之后，虚劳气乏者，以此调治，不热不冷，温而有补。

双和散中药物组成，实为四物汤加黄芪、官桂、炙甘草、生姜、大枣。

注意，方中白芍药用量最大，为君。方后所谓"不冷不热"，重在白芍药与其他药物的配伍，尤其是与黄芪、川芎、官桂的剂量配比。

陈修园在《时方歌括》中有如下一段论述：

"芍药苦平破滞，本泻药，非补药也。若与甘草同用，则为滋阴之品；若与生姜、大枣、肉桂同用，则为和荣卫之品；若与附子、干姜同用，则能急收阳气，归根于阴，又为补肾之品。虽非补药，昔贤往往取为补药之主，其旨微矣。"

我们不一定认同芍药"非补药"之说，但这一段论述对于我们理解双和散是有一定用处的。

本方治疗"大病之后，虚劳气乏者"。本方加人参、白术、茯苓，即为治疗"虚劳气乏"之名方十全大补汤。可互参。

方中，黄芪、官桂、炙甘草，加人参即为名方"保元汤"。

◆ 宽中进食丸

滋形气，喜饮食。

大麦蘖一两 **半夏 猪苓**去黑皮，以上各七钱 **草豆蔻仁 神曲**炒，以上各五钱 **枳实**麸炒，四钱 **橘皮 白术 白茯苓 泽泻**以上各二钱 **缩砂仁**一钱五分 **干生姜 甘草**炙 **人参 青皮**以上各一钱 **木香**五分

上为细末，汤浸蒸饼为丸，如梧桐子大，每服三十丸，温米饮送下，食后。

从药物组成分析，本方可看作由香砂六君子汤加大麦芽、猪苓、草豆蔻仁、神曲、枳实、泽泻、干生姜、青皮而成。其中包含理中汤、四苓散。

香砂六君子汤治疗脾胃虚弱，痰湿气滞。所加大麦芽、神曲温中消食，枳实、青皮行气导滞，草豆蔻仁、泽泻、干生姜、猪苓针对寒湿而设。

本方证本虚标实，虚在脾胃，实在寒湿、食积、痰气中阻。

需要注意的是，方中大麦芽用量最大。

本方重在治标实，祛邪力大，而扶正力小。正如其方名，重在

"宽中进食"。

论中"滋形体，喜饮食"，反证形气不足，饮食不喜。本方证见症当为体瘦、气弱、纳差。以方测证，又当有腹胀、苔腻。

◆ 厚朴温中汤

治脾胃虚寒，心腹胀满，及秋冬客寒犯胃，时作疼痛。

厚朴姜制　橘皮去白，以上各一两　甘草炙　草豆蔻仁　茯苓去皮　木香以上各五钱　干姜七分

戊火已衰，不能运化，又加客寒，聚为满痛，散以辛热，佐以苦甘，以淡泄之，气温胃和，痛自止矣。

上为粗散，每服五钱，水二盏，生姜三片，煎至一盏，去渣，温服，食前。忌一切冷物。

本方重在治疗"秋冬客寒犯胃"，病机当为"寒湿中阻"。

本方用辛苦温以治寒湿气滞。不用风药胜湿而佐淡渗利湿，因病在秋冬而不在春夏。

不用补益，因治疗重在"客寒"。

草豆蔻，《汤液本草》："气热，味大辛……《象》云：治风寒客邪在胃口之上，善去脾胃客寒。"

厚朴，《汤液本草》："气温味辛……《心》云：味厚阴也，专去腹胀满，去邪气。"

临床上，厚朴温中汤证往往易被误辨为理中汤证而治疗无效。

赵守真在《治验回忆录》中载一案："刘健英，男，50岁。零陵芝城镇人。性嗜酒，近月患腹痛，得呕则少安，发无定时，惟饮

冷感寒即发。昨日又剧痛，遍及全腹，鸣声上下相逐，喜呕，欲饮热汤。先以为胃中寒，服理中汤不效。再诊，脉微细，舌白润无苔，噫气或吐痰则痛缓，按其胃无异状，腹则臌胀如鼓，病在腹而不在胃，审系寒湿结聚之证。盖其人嗜酒则湿多，湿多则阴盛，阴盛则胃寒而湿不化，水湿相搏，上下攻冲，故痛而作呕。治当温中宽胀燥湿为宜。前服理中汤不效者，由于参术之补，有碍寒湿之行，而转以滋胀，虽有干姜暖中而不化气，气不行则水不去，是以不效。改以厚朴温中汤，温中宫则水湿通畅，调滞气则胀宽痛止。但服后腹中攻痛尤甚，旋而雷鸣，大吐痰涎碗许，小便增长，遂得胀宽痛解。其先剧而后缓者，是邪正相争，卒得最后之胜利，亦即古人'若药不瞑眩，厥疾不瘳'之理也。再剂，诸证如失，略事调补而安。"

肾之脾胃虚方

◆ 沉香温胃丸

治中焦气弱，脾胃受寒，饮食不美，气不调和。脏腑积冷，心腹疼痛，大便滑泄，腹中雷鸣，霍乱吐泻，手足厥逆，便利无度。又治下焦阳虚，脐腹冷痛，及疗伤寒阴湿，形气沉困，自汗。

一派阳气虚衰、阴寒内盛之象。

附子炮，去皮脐　巴戟酒浸，去心　干姜炮　茴香炮，以上各一

两　官桂七钱　沉香　甘草炙　当归　吴茱萸洗，炒去苦　人参　白术　白芍药　白茯苓去皮　良姜　木香以上各五钱　丁香三钱

　　上为细末，用好醋打面糊为丸，如梧桐子大，每服五七十丸，热米饮送下，空心，食前，日进三服，忌一切生冷物。

　　方中集用附子、干姜、茴香、官桂、吴茱萸、良姜辛热祛寒之品，可谓上中下三焦、五脏六腑之寒邪皆可祛除。
　　方中又用沉香、木香、丁香，辛香行气散寒。
　　方中包含《伤寒论》中治疗三阴虚寒之四逆汤、理中汤、吴茱萸汤三方。
　　方中用四君子汤益气健脾，因"中焦气弱"，内伤。
　　在本书中，李东垣第一次使用到附子。

凡脾胃之证，调治差误，或妄下之，末传寒中。

　　李东垣在《脾胃论》中说："脾胃之证，始得则热中……末传为寒中。"并且引用《素问·调经论》中的文字以说明热中、寒中。
　　热中、寒中是李东垣著作中很重要的两个概念。
　　读《素问·调经论》，见有："帝曰：经言阳虚则外寒，阴虚则内热，阳盛则外热，阴盛则内寒。余已闻之矣，不知其所由然也。"
　　如果不读下文，我们会习惯理解为：外寒宜补阳，内热宜补阴，外热宜泻热，内寒宜祛寒。
　　下文："岐伯曰：阳受气于上焦，以温皮肤分肉之间。今寒气在外，则上焦不通。上焦不通，则寒气独留于外，故寒慄。"
　　"阳虚则外寒"的原因是：寒气在外，阳气不能布达于外，即阳气虚于表。

"帝曰：阴虚生内热奈何？岐伯曰：有所劳倦，形气衰少，谷气不盈，上焦不行，下脘不通，胃气热，热气熏胸中，故内热。"

"阴虚生内热"的原因是：劳倦伤气，气机升降障碍，郁而化热，即阳气郁于里。

"帝曰：阳盛外热奈何？岐伯曰：上焦不通利，则皮肤致密，腠理闭塞，玄府不通，卫气不得泄越，故外热。"

"阳盛则外热"的原因是：腠理闭塞，玄府不通，卫气闭郁化热，即阳气郁于表。

"帝曰：阴盛生内寒奈何？岐伯曰：厥气上逆，寒气积于胸中而不泻，不泻，则温气去，寒独留，则血凝泣，凝则脉不通，其脉盛大以涩，故中寒。"

"阴盛则内寒"的原因是：温气去，寒独留，即阳气虚于里。

综上所述，《内经》在这里所论述的外寒内热是就阳气在表（外）在里（内）的虚实变化而言的。李东垣所说的"热中""寒中"的概念也是这种认识方式的产物。"热中"是阳气郁于里，即"阴虚生内热"；"寒中"是阳气虚于里，即"阴盛生内寒"。

那么，为什么内伤脾胃之证，始得热中、末传寒中呢？

内伤脾胃之证，始得，即初始阶段，病变的主要矛盾在于气虚导致气机升降障碍，升降障碍便会产生局部的相对气机郁滞。气有余便是火，李东垣所说的"热中"就是指在气虚的基础上气郁于内而产生的火。

升降障碍进一步影响出入障碍，"郁火"可产生于内，也可产生于外。于是，上下表里都可以出现火证。

李东垣所说的阴火，就是指在气虚基础上的"郁火"。

内伤脾胃病证发展到后期阶段，病情的进一步发展或反复误治都会使得阳气更虚于内，从而导致阴寒内生或内侵，病变的主要矛盾在于阳虚阴盛，此即为"寒中"。

东垣学说主要致力于"热中"，至王好古，重点论述了"寒中"。

"肾之脾胃虚方"已开"寒中"之端，但所列方证较显粗糙。

复遇时寒，则四肢厥逆，而心胃绞痛，冷汗出。《举痛论》云：寒气客于五脏，厥逆上泄，阴气竭，阳气未入，故卒然痛死不知人，气复则生矣。夫六气之胜，皆能为病，惟寒毒最重，阴主杀故也。圣人以辛热散之，复其阳气，故曰寒邪客之，得炅则痛立止，此之谓也。

阳气虚于里，"温气去，寒独留"。

李东垣精研过《伤寒论》，也认为六气之中"惟寒毒最重"。

东垣在其著作中大谈"阴火"，是"内伤学说"的需要。

至王好古《阴证略例》，"虽治伤寒，独专阴例"。

◆ 神圣复气汤

治复气乘冬，足太阳寒水、足少阴肾水之旺。子能令母实，手太阴肺实，反来侮土，火木受邪。腰背胸膈闭塞，疼痛，善嚏，口中涎，目中泣，鼻流浊涕不止，或息肉不闻香臭，咳嗽痰沫。上热如火，下寒如冰。头作阵痛，目中流火，视物䀮䀮，耳鸣耳聋，头并口鼻或恶风寒，喜日阳，夜卧不安，常觉痰塞，膈咽不通，口失味，两胁缩急而痛。牙齿动摇，不能嚼物，阴汗出，前阴冷。行步欹侧，起居艰难，掌中热，风痹麻木，小便数而昼多夜频，而欠，气短喘喝，少气不足以息，卒遗失无度。妇人白带，阴户中大痛，牵心而痛，面如赭色。食少，大便不调，心烦霍乱，逆气里急而腹痛，皮色白，后出余气，复不能努，或肠鸣，膝下筋急，肩胛大痛。此寒水来复火土之仇也。

诸证繁杂，上热下寒。用五行学说解读为水胜，乘火侮土。

读金元四大家的书，有一现象让人莫名其妙：书中很多内容为方证部分。方，大多数无方解；证，大部分是一大堆看似并无关联的症状组合。可以说，很多内容毫无章法可言，毫无逻辑可推。这样的文字，无论我们读多少遍，好像都无法明理。从学习的角度而言，甚至无法做读书笔记。

但，仔细想来，一个中医临床医生在面对一个病情复杂的患者时，心中所想的似乎也是这些章法不清晰、逻辑不严谨的东西，只是在其处方时才理出一个较为清晰、严谨的思路。而这一思路仅仅针对面前这一个体，它永远不可能原封不动地适用于另一个个体。

处方也是如此。

也就是说，对于很多病情复杂的患者，需要在主方基础上进行个体化的加减，而这一加减法只适用于这一个体。

医生的这种临床思维和处方，形成文字，便成为我们所读到的这些"杂凑性"的文字。

也许，原本的中医应该是这样的。

干姜炮为末，一钱三分　柴胡锉如豆大　羌活锉，以上各一钱　甘草锉　藁本以上各八分　升麻锉　半夏汤洗，以上各七分　当归身酒浸，锉，六分　防风锉如豆大　郁李仁汤浸去皮，研如泥，入药同煎　人参以上各五分　附子炮，去皮脐，二分　白葵花五朵，去心，细剪入

上件药都作一服，水五盏，煎至二盏，入草豆蔻面裹烧，面熟去

皮，干黄芪以上各一钱　橘皮五分在内，再煎至一盏，再入下项药：

枳壳五分　黄柏酒浸　黄连酒洗，以上各三分　生地黄汤洗，二分　以上四味，预一日另用新水浸，又以：

川芎细末　蔓荆子以上各三分　华细辛二分　预一日，用新水半大盏，化作二处浸此三味，并黄柏等煎正药，作一大盏，不去渣，入此浸者药，再上火煎至一大盏，去渣，稍热服，空心。

又能治啮颊、啮唇、啮舌、舌根强硬等证，如神。宜食羊肉及厚滋味。大抵肾并膀胱经中有寒，元气不足者，皆宜服之，神验。于月生月满时隔三五日一服，如病急，不拘时分服。

本方组方繁杂，又有先煎、后煎。但将所用药物合起来看，用方中包含补中益气汤、四逆汤。

用补中益气汤加升清降浊（火）之品治疗"上热如火"，用四逆汤加味治疗"下寒如冰"。

立意仍在内伤。

中医的许多内容是需要、也只能意会的。

我们跟老师学习，重在学"神"，而不重在学"形"。

我们读李东垣的书，也重在领会李东垣书中的理论体系和临床思维，而不重在记忆多少李东垣创立的"效方"。

治法已试验者，学者当以意求其的，触类而长之，则不可胜用矣。

下面是李东垣的一则自治病案。重在说"法"。

《脾胃论》中也载有此案。

案中叙事清晰，理法方药足以开读者一大心悟。

遗憾的是，在一次医师培训班的考核中，我把本案作为一则病案题，全班40多名医师无一人想到用升阳胜湿法。

没有想到用升阳胜湿法意味着，这类病人就诊于这40多名医师，得到的治疗都是不合适的。

还有，任何一名医生，只要读过这则医案，就会留下印象，就有可能用到升阳胜湿法。

《脾胃论》与《内外伤辨惑论》这两本书，只要读过其中任意一本，都会读到这则医案。

可怕的是，一个班40多名医生无一人读过这两本书中的任意一本。

读书，是中医医生的一门必修课！

予病脾胃久衰，视听半失，此阴乘阳，而上气短，精神不足，且脉弦，皆阳气衰弱，伏匿于阴中故耳。

平素体虚，脾胃虚弱。

癸卯岁六七月间，霖雨阴寒，逾月不止，时人多病泻痢，乃湿多成五泄故也。

暑天，但阴雨逾月，寒湿为患。

五泄，出自《难经》："五十七难曰：泄凡有几，皆有名不？然：泄凡有五，其名不同。有胃泄，有脾泄，有大肠泄，有小肠泄，有大瘕泄，名曰后重。"

一日，体重肢节疼痛，大便泄并下者三，而小便闭塞。

寒湿外侵肢体，内困脾运。

默思《内经》有云：在下者，引而竭之，是先利小便也。又治诸泻而小便不利者，先分利之。又云：治湿不利小便，非其治也。法当利其小便，必用淡渗之剂以利之，是其法也。

《素问·阴阳应象大论》原文："其下者，引而竭之。"
既指利小便，也包括通大便。
主症是泻，寒湿下趋，当导寒湿下出。
利小便以实大便，是临床上重要的治泻手法之一。

噫！圣人之法，虽布在方策，其不尽者，可以意求。

方策，即方牍简策，这里指医书典籍。
没有任何一本书可以诸法尽载。
天下没有"全书"，"全书"只在读者心中。

今客邪寒湿之胜，自外入里而甚暴，若以淡渗之剂利之，病虽即已，是降之又降，复益其阴而重竭其阳也，则阳气愈削，而精神愈短矣，阴重强而阳重衰也。

病本外感，但起病前有内伤。
如果用治疗外感病的思维，着眼于邪气，利小便，给湿邪以出路，是最正确的治疗。
如果用治疗内伤病的思维，着眼于脏腑，恢复脾运、脾升才是最正确的治疗。

李东垣在这里着眼于脏腑。

兹以升阳之药，是为宜耳。羌活、独活、升麻各一钱，防风半钱，炙甘草半钱。同㕮咀，水四盏，煎至一盏，去渣，热服，一服乃愈。

五味药，一剂药总量四钱，一服愈。

疗效捷于利小便。

不但泻止，体重肢节疼痛自然也愈。

服药后应该是周身清爽。

我经常和我的学生说："医生治病是有不同境界的。"

大法云：寒湿之胜，助风以平之。又曰：下者举之。此得阳气升腾故愈，是因曲而为之直也。

《素问·阴阳应象大论》中有："风胜湿。"

《素问·至真要大论》中有："下者举之。"

"寒湿之胜，助风以平之"。这句话应该是李东垣在读《素问》时总结归纳而出。

曲，指阳气下陷。直，指顺应阳气升腾之性。

夫圣人之法，可以类推，举一则可以知百矣。

《脾胃论》中在此案之前有一小标题："治法用药若不明升降浮沉差互反损论。"

本案仅仅是升降浮沉辨证治法用药的案例之一。

此类辨证、治法、用药，同样适用于内伤百病。

后人皆知治疗痢疾初起有"逆流挽舟"法，谓出自清代医家喻嘉言。

早在金元时期的李东垣已用此法治疗泄泻。不单治疗泄泻，在《兰室秘藏》中还用此法治疗妇人白带、崩漏等病证。

当然，二者立论还是有所不同的。喻嘉言立论着眼于邪，祛邪外出。李东垣立论着眼于正，恢复阳气生发。

一个寒冷的下午，静静地。我在读《内外伤辨惑论》。

"卷中"，七页纸。读完时，我突然发现："卷中"包括四部分，依次是春、夏、秋、冬。

李东垣按春、夏、秋、冬写成了《内外伤辨惑论》"卷中"。

李东垣用春、夏、秋、冬构建了"内伤学说"的理法证治体系。

尽管这一发现不一定新鲜，甚至算不上"发现"，但着实让自己整个下午处于喜悦之中，读书而获的喜悦。

接下来让我感兴趣的是李东垣所用的这四个标题：饮食劳倦论、暑伤胃气论、肺之脾胃虚方、肾之脾胃虚方。

为什么不用统一模式的标题呢？

至今不明白。

但思考这一问题的结果是：明白了李东垣这里是在写人体内的春夏秋冬，而不是体外的春夏秋冬。尽管该论与体外有关。

这就是李东垣理解的"脏气法时"。

对于人体来说，春、夏、秋、冬和肝、心、肺、肾是同一意义。体现在病机和治疗上就是升、浮、降、沉。

内伤病的病机是升、浮、降、沉的失常。

内伤病的治疗是恢复正常的升、浮、降、沉。

"脾无正行，于四季之末各旺一十八日，以生四脏"（《脾胃论》）。体内春升、夏浮、秋降、冬沉不足的原因是脾"生四脏"的不足。

于是，治疗内伤病定格在脾胃上。

于是，李东垣在"卷中"四大部分的四张主方，补中益气汤、清暑益气汤、升阳益胃汤、沉香温胃丸，都用到了四君子汤补脾胃之气。

只是在需要升、浮的补中益气汤、清暑益气汤中去掉了不利于升、浮的茯苓。

李东垣的脾胃学说是为内伤学说服务的。或者说，脾胃学说是在构建内伤学说中自然而然形成的。

李东垣治疗内伤学说的方药体系是建立在四君子汤方基础之上的。

李东垣内伤学说的理法方药体系是完整的。后世所谓的"胃阴学说"是无法进入李东垣内伤学说体系的，因此也就谈不到李东垣的偏与失。

卷　下

辨内伤饮食用药所宜所禁

内伤饮食，付药者，受药者，皆以为琐末细事，是以所当重者为轻，利害非细。

强调临床当重视内伤饮食。

同时也在反复强调明辨外感、内伤的重要性。

对于"利害非细"的外感、内伤之别，不但当时医界认为"琐末细事"，即便时至今日，有多少医者还能明辨外感、内伤？又有多少医者还在关注外感、内伤？

殊不思胃气者，荣气也、卫气也、谷气也、清气也、资少阳生发之气也。人之真气衰旺，皆在饮食入胃，胃和则谷气上升。谷气者，升腾之气也，乃足少阳胆、手少阳元气始发生长，万化之别名也。

升则化生。李东垣从内伤不足立论，故始终重视"升"的重要性。

　　饮食一伤，若消导药的对其所伤之物，则胃气愈旺，五谷之精华上腾，乃清气为天者也，精气、神气皆强盛，七神卫护，生气不乏，增益大旺，气血周流，则百病不能侵，虽有大风苛毒，弗能害也。此一药之用，其利溥哉。

　　饮食伤，可导致脾胃虚，可引起食积。前者为虚，后者为实。

　　当然，虚与实是相对而言的。

　　食积，用相应消导药，食积去而正气复，脾胃升降复常，气血周流，身体自然康健。

　　中医用药的目的在于恢复原本之健康。

　　易水张先生，尝戒不可用峻利食药，食药下咽，未至药丸施化，其标皮之力始开，便言空快也，所伤之物已去；若更待一两时辰许，药尽化开，其峻利药必有惰性，病去之后，脾胃安得不损乎？脾胃既损，是真气元气败坏，促人之寿。

　　峻利食药，指当时医者惯用的以巴豆、牵牛子等为主药的泻下消导剂。

　　邪实消导，方药对证，则邪去正复。

　　内伤脾胃，过用消导，则脾胃受损。

　　"促人之寿"，在古书中反复见到这样的言语。

　　无效的治疗可能促人寿短，即便是有效的治疗，治病不能求其本，也可能促人寿短。如"卷中"李东垣的自治案，用淡渗利水也可以使其泄止，但"促人之寿"必然不免。

　　"医可为而不可为"，这是叶天士临终之语。为医不易！医者和病者都应明白这一道理。

当时说下一药，枳实一两，麸炒黄色为度，白术二两，只此二味，荷叶裹烧饭为丸。

师徒间的口授笔录是中医很重要的一种传承方式。

李东垣如实记录，这是老师"说下"的。

张元素以实例在教弟子组方之法，李东垣记录后取方名"枳术丸"。

以白术苦甘温，其甘温补脾胃之元气，其苦味除胃中之湿热，利腰脐间血，故先补脾胃之弱，过于枳实克化之药一倍。

论中似乎在说白术既能补，也能泻。

甘温补，苦味泻。

中医是用气味（四气五味）来治病的。

临床使用中药，必须回归到"四气五味"这一最基本的中药学理论中来。没有四气五味的认识，所用中药也就不称其为中药。

中医临床学，是在经典的中医理论和中药学理论基础上构建和发展起来的。脱离基础，也就谈不到存在，更谈不到发展。

补，针对正气；泻，针对邪气。

白术运脾，使脾胃健运即为补。脾胃健运，湿浊运化而出，气血周流，可视为泻。

枳实味苦寒，泄心下痞闷，消化胃中所伤。此一药下胃，其所伤不能即去，须待一两时辰许，食则消化，是先补其虚，而后化其

所伤，则不峻利矣。

枳实下气，可使胃气下行。胃气下行，胃中所伤之物也随之下行。

与焦神曲、焦山楂等助消化药有别。

当是之时，未悟用荷叶烧饭为丸之理，老年味之始得，可谓神奇矣。荷叶之一物，中央空虚，象震卦之体。震者，动也，人感之生足少阳甲胆也；甲胆者风也，生化万物之根蒂也。《左传》云：履端于始，序则不愆。人之饮食入胃，营气上行，即少阳甲胆之气也；其手少阳三焦经，人之元气也，手足经同法，便是少阳元气生发也。胃气、谷气、元气，甲胆上升之气，一也，异名虽多，止是胃气上升者也。荷叶之体，生于水土之下，出于秽污之中，而不为秽污所染，挺然独立。其色青，形乃空，清而象风木者也，食药感此气之化，胃气何由不上升乎？其主意用此一味为引用，可谓远识深虑，合于道者也。

中医的理法，很多是"味"出来的。

即在一定知识积累基础上的"悟"。

中医，只有通过"悟"，才能"明白"。

荷叶升清。

张元素当时在说"法"。李东垣在这里也是说"法"。

学习枳术丸后，并不是所有使用枳术丸必用荷叶。但在使用枳术丸时，或者说在治疗内伤食积时，时刻要想到脾胃气机的升降。治疗用药的目的是恢复脾胃的正常升降，不仅仅是消食。

读中医书，重在明理，不仅仅是记忆。

赵献可在《医贯》中说:"洁古枳术一方,启东垣末年之悟,补中益气,自此始也。"

补中益气汤中用升麻、柴胡,源于枳术丸中用荷叶的启发?

更以烧饭和药,与白术协力,滋养谷气而补令胃厚,再不至内伤,其利广矣大矣!

烧饭为何物?

《韩氏医通》中有"枳术丸烧饭法":"易水张氏制此方,东垣晚年始悟用荷叶中虚之义,讵意东南人不识北方烧饭无甑,类呼为烧,遂讹以荷叶包饭入灰火烧煨,虽丹溪亦未之辨。古诗云:瓶中有醋堪烧菜是也。"具体用法是,先将白术、枳实为末,"先用新碧荷叶数十,煮汤去叶,入粳米,亦如寻常造饭之法,甑内以荷铺盖,北方无甑,亦随常法,但米入汤,自然透绿,方全气味,饭成,乘热以药末揉拌成剂,为丸,食后任饮下。"

李时珍在《本草纲目》中说,荷叶烧饭"厚脾胃,通三焦,资助生发之气"。同时指出:"凡粳米造饭,用荷叶汤者宽中,芥叶汤者豁痰,紫苏汤者行气解肌,薄荷汤者去热,淡竹叶汤者辟暑,皆可类推也。"

记得小时候小孩食积时,大人会把盛过小米稀粥的铁锅继续加热,使糊在铁锅里的米粥变焦,之后取出研碎,喂服小孩。或用窝窝头、或用馒头烤焦,研碎喂服。有开胃消食的作用。与此处"烧饭"无关,但理近。

若内伤脾胃,以辛热之物,酒肉之类,自觉不快,觅药于医者,此风习以为常,医者亦不问所伤,即付之以集香丸、巴豆大热

药之类下之，大便下则物去，遗留食之热性、药之热性，重伤元气，七神不炽。经云：热伤气。正谓此也。其人必无气以动而热困，四肢不举，传变诸疾，不可胜数，使人真气自此衰矣。若伤生冷硬物，世医或用大黄、牵牛二味大寒药投之，物随药下，所伤去矣。遗留食之寒性、药之寒性，重泻其阳，阳去则皮肤筋骨肉血脉无所依倚，便为虚损之证。论言及此，令人寒心。

《卫生宝鉴》中载有消积集香丸："治寒饮食所伤，心腹满闷疼痛，及消散积聚、疢癖、气块久不愈，宜服。木香、陈皮、青皮、三棱（炮）、广茂（炮）、黑牵牛（炒）、白牵牛（炒）、茴香（炒）各半两，巴豆半两（不去皮，用白米一撮同炒，米黑去米）。上为末，醋糊丸如桐子大，每服七丸至十丸，温姜汤下，无时，以利为度。忌生冷硬物。"

食积腑实，泻下是时医习用治法。

泻下方药有两类：一类是以巴豆为主药的热性泻下剂，一类是以大黄为主药的寒性泻下剂。

泻下剂泻实通腑，多为救急之用。但使用不当或过用，多有损阳伤气之弊。

每见小儿服以巴豆为主药的"肥儿丸"，泻下后常见面白乏力。服以大黄为主药的"承气汤"，泻下后常见舌苔腻、食少。

还有，在使用泻下剂时，必须考虑到药物本身的热性、寒性对人体脾胃的影响。

夫辛辣气薄之药，无故不可乱服，非止牵牛而已。《至真要大论》云：五味入胃，各先逐其所喜攻。攻者，克伐泻也。辛味下咽，先攻泻肺之五气。气者，真气、元气也。其牵牛之辛辣猛烈，夺人尤甚，饮食所伤，肠胃受邪，当以苦味泄其肠胃可也，肺与元气何罪之有？夫牵牛不可用者有五，此其一也。况胃主血，为物所伤，物者，有形之物也，皆是血病，血病泻气，此其二也。且饮食伤于中焦，止合克化，消导其食，重泻上焦肺中已虚之气，此其三也。食伤肠胃，当塞因塞用，又寒因寒用，枳实、大黄苦寒之物，以泄有形是也，反以辛辣牵牛散泻真气，犯大禁四也。殊不知《针经》第一卷第一篇有云，外来客邪，风寒伤人五脏，若误泻胃气，必死，误补亦死。其死也，无气以动，故静；若内伤肠胃，而反泻五脏，必死，误补亦死。其死也，阴气有余，故躁。今内伤肠胃，是谓六腑不足之病，反泻上焦虚无肺气；肺者，五脏之一数也，为牵牛之类朝损暮损，其元气消耗，此乃暗里折人寿数，犯大禁五也。良可哀叹！故特著此论并方，庶令四海闻而行之，不至夭横耳！此老夫之用心也。

以牵牛子为例，强调使用泻药宜慎。

方书多言牵牛子味苦性寒，《汤液本草》中也言其"气寒，味苦"。

上段中李东垣也提到牵牛与大黄同为"大寒药"。只是本段中指出牵牛子味"辛辣"而不是"苦"。

李时珍在《本草纲目》中引用李东垣对牵牛子的认识："【杲曰】牵牛非神农药也。《名医续注》云：味苦寒，能除湿气，利小便，治下注脚气。此说气味主治俱误矣。何也？凡用牵牛，少则动大便，多则泻下如水，乃泻气之药。其味辛辣，久嚼猛烈雄壮，所谓苦寒安在哉？夫湿者水之别称，有形者也。若肺先受湿，湿气不得施化，致大小便不通，则宜用之。盖牵牛感南方热火之化所生，火能平金而泻肺，湿去则气得周流。所谓五脏有邪，更相平也。今不问有湿无湿，但伤食或有热证，俱用牵牛克化之药，岂不误哉？况牵牛止能泄气中之湿热，不能除血中之湿热。湿从下受之，下焦主血，血中之湿，宜苦寒之味，反以辛药泄之，伤人元气。且牵牛辛烈，比之诸辛药，泄气尤甚，其伤人必矣。经云：辛泄气，辛走气，辛泄肺，气病者无多食辛……"

李时珍接下来说："牵牛治水气在肺，喘满肿胀，下焦郁遏，腰背胀重，及大肠风秘气秘，卓有殊功。"

品读上述文字，李东垣之所以说牵牛子为"辛辣气薄之药"，是与其功效相对应的。牵牛子可泄大便、利小便，但其核心功效是"泄肺"，通过泄肺以达通泄大小便之功。

李东垣指出内伤饮食中"牵牛不可用者有五"，从牵牛入肺泄肺入手，就很容易理解了。

李东垣之所以用牵牛子为例说明内伤饮食不可乱用泻下药，是有其一定时代背景的。李时珍在《本草纲目》中说："牵牛自宋以后，北人常用取快。及刘守真、张子和出，又倡为通下药。"

胃气岂可不养，复明养胃之理，故经曰：安谷则昌，绝谷则亡。水去则荣散，谷消则卫亡，荣散卫亡，神无所依。仲景云：水入于经，其血乃成；谷入于胃，脉道乃行。故血不可不养，胃不可不温，血温胃和，荣卫将行，常有天命。谷者，身之大柄也。《书》与《周礼》皆云：金木水火土谷，惟修以奉养五脏者也。内伤饮食，固非细事，苟妄服食药而轻生损命，其可乎哉！《黄帝针经》有说：胃恶热而喜清冷，大肠恶清冷而喜热，两者不和，何以调之？岐伯曰：调此者，饮食衣服，亦欲适寒温，寒无凄怆，暑无出汗；饮者，热无灼灼，寒无沧沧，寒温中适，故气将持，乃不致邪僻也详说见于本经条下。是必有因用，岂可用俱寒俱热之食药，致损

者与?!

立足于内伤,反复强调胃气宜养而不宜伤。

"安谷则昌,绝谷则亡"。当是李东垣读经所悟。

谷气化生营卫,温养五脏六腑。《灵枢·营卫生会》:"人受气于谷,谷入于胃,以传与肺,五脏六腑,皆以受气,其清者为营,浊者为卫,营在脉中,卫在脉外,营周不休,五十而复大会。阴阳相贯,如环无端。"

《伤寒论·平脉法》有:"谷气入胃,脉道乃行;水入于经,其血乃成。"水谷入胃,化生气血,周流全身。

李东垣根据经文得出自己的认识:"血不可不养,胃不可不温。血温胃和,营卫将行,常有天命。"

天命,人的自然寿命。

《内经》云:内伤者,其气口脉反大于人迎,一倍二倍三倍,分经用药。又曰:上部有脉,下部无脉,其人当吐,不吐者死。如但食不纳,恶心欲吐者,不问一倍二倍,不当正与瓜蒂散吐之,但以指或以物探去之。若所伤之物去不尽者,更诊其脉,问其所伤,以食药去之,以应塞因塞用,又谓之寒因寒用,泄而下降,乃应太阴之用,其中更加升发之药,令其元气上升,塞因塞用,因曲而为之直。何为曲?乃伤胃气是也。何为直?而升发胃气是也。因治其饮食之内伤,而使生气增益,胃气完复,此乃因曲而为之直也。

《难经·十四难》:"上部有脉,下部无脉,其人当吐,不吐者死。"

瓜蒂散证出自《伤寒论》。

第 166 条:"病如桂枝证,头不痛,项不强,寸脉微浮,胸中痞硬,气上冲喉咽不得息者,此为胸中有寒也,当吐之,宜瓜蒂散。"

第 324 条:"少阴病,饮食入口即吐,心中温温欲吐,复不能吐。始得之,手足寒,脉弦迟者,此胸中实,不可下也,当吐之……"

第 355 条:"病人手足厥冷,脉乍紧者,邪结在胸中,心下满而烦,饥不能食者,病在胸中,当须吐之,宜瓜蒂散。"

《金匮要略·腹满寒疝宿食病》也有:"宿食在上脘,当吐之,宜瓜蒂散。"

祛邪大法汗、吐、下,吐法居其一。

从治疗外感病祛邪角度而言,祛邪宜早,祛邪宜快。而此处李东垣明确指出"不当正与瓜蒂散吐之",是基于内伤病考虑的。

不与瓜蒂散,"以指或以物探去之",同样达到吐法祛邪的目的,同时减少了入口药物之寒热偏性对胃气的伤损。

同样是食伤,以瓜蒂散为代表的吐法和以消食药为主的消导法相比较,很明显前者对胃气的伤损较大。李东垣避而不用瓜蒂散,改用探吐,接用消导,仍是基于其"养胃"的理念。

这里,我们又能进一步明白,李东垣所用消导,并非单纯的消与导,而是在消导的同时升发,在用枳实的同时又用白术,又用荷叶,其目的并非只是祛邪,而是恢复"胃气",恢复脾胃正常之升降,"使生气增益,胃气完复"。

李东垣的这种治疗理念,用我们现在通俗的语言可以这样表述:治疗用药的目的是给人以健康,治病是在恢复健康的过程中完成的。

若依分经用药，其所伤之物，寒热温凉，生硬柔软，所伤不一，难立定法，只随所伤之物不同，各立治法，临时加减用之。其用药又当问病人从来禀气盛衰，所伤寒物热物，是喜食而食之耶，不可服破气药；若乘饥困而食之耶，当益胃气；或为人所勉劝强食之，宜损血而益气也。诊其脉候，伤在何脏，方可与对病之药，岂可妄泄天真生气，以轻丧身宝乎？且如先食热物而不伤，继之以寒物，因后食致前食亦不消化而伤者，当问热食寒食孰多孰少，斟酌与药，无不当矣。喻如伤热物二分，寒物一分，则当用寒药二分，热药一分，相合而与之，则荣卫之气必得周流。更有或先饮酒，而后伤寒冷之食，及伤热食，冷水与冰，如此不等，皆当验其节次所伤之物，约量寒热之剂分数，各各对证而与之，无不取验。自忖所定方药，未敢便为能尽药性之理，姑用指迷辨惑耳，随证立方，备陈于后。

"易水学派"医家的辨证用药是非常精细的。

食伤，即通常我们所说的食积，治疗不外乎消导或泻下。"焦三仙""焦四仙"，或加大黄，这是很多医者常用的手法。

而李东垣笔下对于治疗"食伤"似乎又有诸多讲究。如病人禀气盛衰、所伤何物、进食状态、伤在何脏，等等，文中皆有详尽论述。仔细想来，临床辨证用药本该如此。

本段文字重在明理，下文所制方药是本段文字的临证例举。

◆ 易水张先生枳术丸

治痞，消食，强胃。

白术二两　枳实麸炒黄色，去穰，一两

上同为极细末，荷叶裹烧饭为丸，如梧桐子大，每服五十丸，多用白汤下，无时。

枳术丸功效是消食、强胃，临床用于治痞。

张仲景笔下的痞证因于邪阻，治疗着眼于邪。李东垣笔下的痞证也因于邪阻，但邪阻因于内伤，治疗着眼于正（脏腑），因此治疗中明确提到"强胃"。

《金匮要略·水气病脉证并治》中有枳术汤："心下坚，大如盘，边如旋盘，水饮所作，枳术汤主之。枳术汤方：枳实七枚，白术二两。上二味，以水五升，煮取三升，分温三服，腹中软即当散也。"

王好古在《阴证略例》中指出："枳术丸：本仲景汤也，易老改丸。治老幼虚弱，食不消，脏腑奌。"

枳术丸源于枳术汤。但枳术丸以白术为君，枳术汤以枳实为君。枳术丸治虚、治痞、治食；枳术汤治饮、治气、治积。

张景岳在《景岳全书》中说："洁古枳术丸以白术为君，脾得其燥所以能健。然佐以枳实，其味苦峻有推墙倒壁之功，此实寓攻于守之剂。"

枳术丸为寓攻于守之剂。

白术者，本意不取其食速化，但久令人胃气强实，不复伤也。

《医学启源》中指出，白术"其用有九"，其中功用之一便是"强脾胃，进饮食"。

枳实治痞，是张仲景手法；白术强胃，是张元素杰作。

治疗的目的不仅仅是"化饮食"，不在于"速化"，而在追求"不复伤"。并且明确指出需要"久"（久服）。这是"易水学派"所倡导的用药境界，即"王道法"之境界。

医生治病用药的目的不只是缓解患者眼前的病痛，更重要的在于使其成为一个健康的人。

◆ 橘皮枳术丸

治老幼元气虚弱，饮食不消，或脏腑不调，心下痞闷。

橘皮　枳实麸炒去穰，以上各一两　白术二两

上件为细末，荷叶烧饭为丸，如梧桐子大，每服五十丸，熟水送下，食远。

脏腑不调，可理解为大便不调？

临床上每见大便不调者，或腹泻、或便秘，处方以白术为君，往往泻止秘开，大便趋于正常。

枳术丸加橘皮。

橘皮理气开胃。《汤液本草》陈皮条下："《心》云：导胸中滞气，除客气。有白术则补脾胃，无白术则泻脾胃，然勿多用也。"

夫内伤用药之大法，所贵服之强人胃气，令胃气益厚，虽猛食、多食、重食而不伤，此能用食药者也。此药久久益胃气，令人不复致伤也。

"夫内伤用药之大法，所贵服之强人胃气"。这句话应该成为中医学中的经典名言。

当前临床，内伤病所见何其多！可以这样说："不明此语，不足以言临床。"

◆ 曲蘖枳术丸

治为人所勉劝强食之，致心腹满闷不快。

枳实麸炒，去穰　**大麦蘖**面炒　**神曲**炒，以上各一两　**白术**二两

上为细末，荷叶烧饭为丸，如梧桐子大，每服五十丸，用温水下，食远。

前文所说："或为人所勉劝强食之，宜损血而益气也。"

什么是"损血而益气"？

血为有形，气为无形。损血指消有形之食积？益气指运脾强胃？

不喜食而强食，相对而言，胃气不运，食入即滞。在枳术丸的基础上加炒麦芽、炒神曲消食化滞。

李时珍在《本草纲目》中说："麦芽、谷芽、粟芽，皆能消导米、面、诸果食积。观造饧者用之，可以类推矣。但有积者能消化，无积而久服，则消人元气也，不可不知。若久服者，须同白术诸药兼用，则无害也矣。"

倘李东垣能读到这段话，定会首肯。

惜后世医者不明此理者不在少数。

◆ 木香枳术丸

破滞气，消饮食，开胃进食。

木香　枳实麸炒，去穰，以上各一两　**白术**二两

上为细末，荷叶烧饭为丸，如梧桐子大，每服五十丸，温水送下，食远。

枳术丸加木香，证兼气滞者。

木香，《汤液本草》："气热，味辛苦。""《珍》云：治腹中气不转运，和胃气。""《心》云：散滞气，调诸气。"

◆ 木香化滞汤

治因忧气，食湿面，结于中脘，腹皮底微痛，心下痞满，不思饮食，食之不散，常常痞气。

半夏一两　草豆蔻仁　甘草炙，以上各五钱　柴胡四钱　木香　橘皮以上各二钱　枳实麸炒，去穰　当归梢以上各二钱　红花五分

上件锉如麻豆大，每服五钱，水二大盏，生姜五片，煎至一盏，去渣，稍热服，食远。忌酒、湿面。

本方没有白术，只用枳实，伍以行气、和血、开胃之品，且不用丸剂而用汤剂，相对枳术丸，属暂用、治标之剂。

◆ 半夏枳术丸

治因冷食内伤。

半夏汤洗七次，焙干　枳实麸炒，以上各一两　白术二两

上同为极细末，荷叶烧饭为丸，如绿豆大，每服五十丸，温水送下，添服不妨。热汤浸蒸饼为丸亦可。

如食伤寒热不调，每服加上二黄丸十丸，白汤送下。

更作一方，加泽泻一两为丸，有小便淋者用。

枳术丸加半夏。

半夏，《汤液本草》："《象》云：……大和胃气，除胃寒，进食。"

半夏伍黄芩、黄连，有半夏泻心汤方意。

笔者用半夏泻心汤，每去人参不用，而伍以枳术丸，开胃消痞效佳。

小便淋加泽泻，属随症用药。

泽泻，《汤液本草》："《象》云：除湿之圣药，治小便淋沥，去阴间汗。"

◆ 丁香烂饭丸

治饮食所伤。

丁香　京三棱　广茂炮　木香以上各一钱　甘草炙　甘松去土　缩砂仁　丁香皮　益智仁以上各三钱　香附子五钱

上为细末，汤浸蒸饼为丸，如绿豆大，每服三十丸，白汤送下，或细嚼亦可，不拘时候。

方中丁香、丁香皮并用，伍以辛香理气开胃之品。

丁香，《汤液本草》："《象》云：温脾胃，止霍乱，消痃癖，气胀反胃，腹内冷痛，壮阳暖腰膝，杀酒毒。"

丁香皮，李时珍《本草纲目》中主治："心腹冷气诸病。方家用代丁香。"

香附子配缩砂仁，或木香配缩砂仁，即后世临床惯用之"香砂"，有理气和中、温中开胃之功。

广茂，即莪术。三棱、莪术破积气。

甘松、益智仁温中醒脾，炙甘草和中。

李时珍在《本草纲目》中说："甘松芳香能开脾郁，少加入脾胃药中，甚醒脾气。"

治卒心胃痛甚效。

诸药相伍，辛香行气行血，也可治"卒心胃痛"。

◆ 草豆蔻丸

治秋冬伤寒冷物，胃脘当心而痛，上支两胁，膈咽不通。

草豆蔻面裹煨，去皮取仁　枳实麸炒黄色　白术以上各一两　大麦蘖面炒黄色　半夏汤洗七次，日干　黄芩刮去皮，生　神曲炒黄色，以上各五钱　干生姜　橘皮　青皮以上各二钱　炒盐五分

上为极细末，汤浸蒸饼为丸。如绿豆大，每服五十丸，白汤下，量所伤多少，加减服之。

如冬月用，别作一药，不用黄芩，岁火不及，又伤冷物，加以温剂，是其治也。然有热物伤者，从权以寒药治之，随时之宜，不可不知也。

季在秋冬，又伤冷物，气机壅滞而痛。治以温中开胃、消食化滞为法。

方中草豆蔻、白术、半夏、干生姜温中祛寒、开胃运脾；大麦芽、神曲伍枳实、橘皮、青皮消食化滞、理气和中。

黄芩，用于有热物所伤者，属从权用药。

当然，积滞化热，也宜佐以寒药，如后世保和丸方中用连翘。

◆ 三黄枳术丸

治伤肉食湿面辛辣厚味之物，填塞闷乱不快。

黄芩二两　黄连酒洗　大黄湿纸裹煨　神曲炒　橘皮　白术以上各一两　枳实麸炒，五钱

上为细末，汤浸蒸饼为丸，如绿豆大一倍，每服五十丸，白汤送下，量所伤服之。

所伤为助湿生热之物，治疗需在运脾消积基础上清热燥湿导滞。

枳术丸加神曲、橘皮消食，加黄芩、黄连、大黄清热燥湿导滞。

◆ 除湿益气丸

治伤湿面，心腹满闷，肢体沉重。

枳实麸炒黄色　神曲炒黄色　黄芩生用　白术以上各一两　萝卜子炒熟去秽气，五钱　红花三分

上同为极细末，荷叶裹烧饭为丸，如绿豆大，每服五十丸，白汤送下，量所伤多少服之。

莱菔子消食下气除胀满。

红花和血？为什么佐用小量红花？

其实，东垣著作中，所有处方都是示例方，方药是为说明理法而设。其中，部分处方出现于案例中，也说明很多处方实际上是个体化的治疗处方。

而临证处方时的那种灵感突现，进而导致处方中出现某些"点

缀"，经常是事后无法用文字表述清楚的。

诸如本方中的红花，笔者认为与其强作解读，不如一带而过。

◆ 上二黄丸

治伤热食痞闷，兀兀欲吐，烦乱不安。

黄芩二两　黄连去须酒浸，一两　升麻　柴胡以上各三钱　甘草二钱

一方加枳实麸炒，去穰，五钱

上为极细末，汤浸蒸饼为丸，如绿豆大，每服五七十丸，白汤送下，量所伤服之。

伤热食，湿热内滞，以较大剂量黄芩、黄连苦寒燥湿清热为主，佐以升清降浊之升麻、柴胡、枳实。

方中佐用"辛开"，似乎也与证合。如张仲景所用黄连配干姜，后世医家所用黄连配吴茱萸、黄连配苏叶等。

◆ 枳实导滞丸

治伤湿热之物，不得施化，而作痞满，闷乱不安。

大黄一两　枳实麸炒，去穰　神曲炒，以上各五钱　茯苓去皮　黄芩去腐　黄连拣净　白术以上各三钱　泽泻二钱

上件为细末，汤浸蒸饼为丸，如梧桐子大，每服五十丸至七十丸，温水送下，食远，量虚实加减服之。

上方证痞闷伴欲吐，本方证痞满当见不大便。

在枳术丸基础上，白术减量，治标为急。加大黄合枳实，有小

承气汤方意，泻下除满；加黄芩、黄连伍茯苓、泽泻清利湿热；加神曲消食积。

费伯雄在《医方论》中论及本方时说："治湿热蕴结，腹痛泄泻，颇为得力。但黄芩、黄连尚在可减之律，恐苦寒太过，反伤中、上二焦也。"

脾胃本已不足，使用苦寒确不宜过。

◆ **枳实栀子大黄汤**

治大病差后，伤食劳复。

枳实一个麸炒，去穰　　**栀子**三枚半，肥者　　**豆豉**一两二钱五分，绵裹

上以清浆水二盏，空煮退八分，内枳实、栀子，煮取八分，下豉，再煮五六沸，去渣，温服，覆令汗出。

若有宿食，内大黄如薄棋子五六枚，同煎。

食高粱之物过多，烦热闷乱者，亦宜服之。

从药物组成来看，本方实为枳实栀子豉汤合栀子大黄汤，只是剂量较原方为小。

《伤寒论》第 393 条："大病瘥后，劳复者，枳实栀子豉汤主之。若有宿食者，内大黄（如博棋子）五六枚，服之愈。"

《金匮要略·黄疸病脉证并治》："酒黄疸，心中懊侬，或热痛，栀子大黄汤主之。""栀子大黄汤方：栀子十四枚，大黄一两，枳实五枚，豉一升。上四味以水六升，煮取二升，分温三服。"

泻下通腑清烦热。

《卫生宝鉴》在该方下有："劳复则热气浮越，以枳实栀子汤解之。以其热聚于胃上，以苦吐之；热散于表，以苦发之。食复则以

苦下之。"

◆ 白术丸

治伤豆粉湿面油腻之物。

枳实麸炒黄，一两一钱　白术　半夏汤浸　神曲炒黄，以上各一
两　橘皮去穰，七钱　黄芩七钱　白矾枯三分

上为极细末，汤浸蒸饼为丸，如绿豆一倍大，每服五十丸，白
汤送下，量所伤加减服。素食多用干姜，故加黄芩以泻之。

枳术丸加半夏、橘皮、神曲、黄芩、白矾。
半夏、橘皮、神曲消食化痰，黄芩泻积热。
白矾酸寒化痰涩，现较少内服使用。

◆ 木香见睨丸

治伤生冷硬物，心腹满闷疼痛。

神曲炒黄色　京三棱煨，以上各一两　石三棱去皮煨　草豆蔻面裹
煨熟取仁　香附子炒香，以上各五钱　升麻　柴胡以上各三钱　木香二
钱　巴豆霜五分

上为细末，汤浸蒸饼为丸，如绿豆一倍大，每服三十丸，温白
汤下。量所伤多少服之。

京三棱又名荆三棱。石三棱也是三棱中的一种。
三棱苦平，治"老癖癥瘕，积聚结块"，李时珍谓其"能破气
散结"，"其功可近于香附而力峻"（《本草纲目》）。

本方以神曲、三棱消食散结为君，合用草豆蔻、香附子、木香、巴豆霜破气散结、运脾泻下，佐用升麻、柴胡以助升清。

本方治疗食积成癥而无热者。

◆ 三棱消积丸

治伤生冷硬物，不能消化，心腹满闷。

京三棱炮　广茂炒　炒曲以上各七钱　青橘皮　巴豆和皮米炒黑焦，去米　茴香炒　陈橘皮以上各五钱　丁皮　益智仁以上各三钱

上件为细末，醋打面糊为丸，如梧桐子大，每服十丸，加至二十丸，温生姜汤送下，食前。量虚实加减，如更衣，止后服。

消积下气，温通泻下。

◆ 备急大黄丸

疗心腹诸卒暴百病。

大黄　巴豆去皮　干姜以上各一两

上须要精新好药，捣罗蜜和，更捣一千杵，丸如小豆大，每服三丸，老少量之。

若中恶客忤，心腹胀满卒痛，如锥刀刺痛，气急口噤，停尸卒死者，以暖水苦酒服之。或不下，捧头起，令下咽，须臾差；未差，更与三丸，以腹中鸣转，即吐下便愈。若口已噤，亦须撬齿灌之令入，尤妙。忌芦笋、猪肉、冷水、肥腻之物。易水张先生又名独行丸，盖急剂也。

温中泻下。

《汤液本草》中载"东垣先生《药类法象》"中写道："凡治病者必先治其本，后治其标……若有中满，无问标本，先治中满，谓其急也。若中满后有大小便不利，亦无问标本，先利大小便，次治中满，谓尤急也。除大小便不利及中满三者外，皆治其本，不可不慎也。"

本方是备急治标之剂。

《医方考》："脾胃以饮食而养，亦以饮食而伤。故饮食自倍，填塞至阴，上焦不行，下脘不通，则令人腹痛欲死。经曰：升降息，则气立孤危是也。以平药与之，性缓无益于治，故用大黄、巴豆夺门之将军以主之。佐以辛利之干姜，则其性益速而效益捷矣。"

《金匮要略·杂疗方》有三物备急丸，组成为大黄、干姜、巴豆，主治"心腹诸卒暴百病，若中恶、客忤、心腹胀满、卒痛如锥刺、气急口噤、停尸卒死者"。

◆ 神应丸

治因一切冷物冷水及潼乳酪水，腹痛肠鸣，水谷不化。

黄蜡二两　巴豆　杏仁　百草霜　干姜以上各五钱　丁香　木香以上各二钱

上先将黄蜡用好醋煮去渣秽，将巴豆、杏仁同炒黑，烟尽，研如泥，将黄蜡再上火，入小油半两，溶开，入在杏仁、巴豆泥子内，同搅，旋下丁香、木香等药末，研匀，搓作挺子，油纸裹了旋丸用，每服三五十丸，温米饮送下，食前。日进三服。

黄蜡，李时珍在《本草纲目》中说："蜡乃蜜脾底也。取蜜后炼过，滤入水中，候凝取之，色黄者俗名黄蜡，煎炼极净白者为白蜡，非新则白而久则黄也。"又指出："蜜成于蜡，而万物之至味，莫甘于蜜，莫淡于蜡，得非厚于此，必薄于彼耶。蜜之气味俱厚，属乎阴也，故养脾；蜡之气味俱薄，属乎阳也，故养胃。厚者味甘，而性缓质柔，故润脏腑；薄者味淡，而性啬质坚，故止泄利。"

百草霜是杂草经燃烧后附于锅底或烟筒中所存的烟墨，"此乃灶额及烟炉中墨烟也。其质轻细，故谓之霜"（《本草纲目》）。《本草图经》谓其："主消化积滞，今人下食药中多用之。"

《金匮要略》附方中有《外台》走马汤，组成为杏仁、巴豆，主治"中恶、心痛、腹胀、大便不通"。

神应丸可看作在《外台》走马汤基础上加黄蜡养胃，加百草霜、干姜、丁香、木香温中消食理气。全方具有温下冷积、温脾和胃之功。

《三因极一病证方论》《和剂局方》《普济本事方》等宋代方书中都载有"感应丸"一方，组成略有不同。如《普济本事方》载感应丸的组成为：丁香、木香、干姜、百草霜、肉豆蔻、巴豆霜、杏仁、麻油、煮酒蜡。功用是"治沉积"。并说："此药近年盛行于世，有数方。"

神应丸与上述感应丸组成大同小异，可见神应丸也是宋代至金元盛行于世的感应丸之一。

上述四方都用到了巴豆。

巴豆辛温有毒，峻泻寒积。《神农本草经》中列为"下品"，载其："主伤寒温疟寒热，破癥瘕积聚坚积，留饮痰癖，大腹水胀，荡涤五脏六腑，开通闭塞，利水谷道，去恶肉，除鬼毒蛊疰邪物，杀虫鱼。一名巴椒。"

《汤液本草》载:"易老云:斩关夺门之将,大宜详悉,不可轻用。"既肯定其"斩关夺门"之功,又告诫医者"不可轻用"。

李时珍在《本草纲目》中对巴豆治疗泄痢积滞较为推崇:"巴豆峻用则有戡乱劫病之功,微用亦有抚缓调中之妙。譬之萧、曹、绛、灌,乃勇猛武夫,而用之为相,亦能辅治太平。王海藏言其可以通肠,可以止泻,此发千古之秘也。一老妇年六十余,病溏泻已五年,肉食、油物、生冷犯之即作痛。服调脾、升提、止涩诸药,入腹则泄反甚。延余诊之,脉沉而滑,此乃脾胃久伤,冷积凝滞所致。王太仆所谓大寒凝内,久利溏泄,愈而复发,绵历岁年者。法当以热下之,则寒去利止。遂用蜡匮巴豆丸药五十丸与服,二日大便不通亦不利,其泄遂愈。自是每用治泄痢积滞诸病,皆不泻而病愈者近百人。妙在配合得宜,药病相对耳。苟用所不当用,则犯轻用损阴之戒矣。"

《神农本草经》中对大黄功效的论述有"破癥瘕积聚,留饮宿食,荡涤肠胃,推陈致新,通利水谷,调中化食,安和五脏"等,与巴豆功效颇多类同。但巴豆辛温,大黄苦寒,巴豆以热下寒积,大黄以寒下热积。

今日临床小儿常用治疗食积腑实的"小儿七珍丸""健儿药丸"等药中都用到"巴豆霜"。巴豆"研烂以纸包压去油者,谓之巴豆霜"(《本草纲目》)。

如脉缓体重自利,乃湿气胜也,以五苓散、平胃散加炒曲相合而服之,名之曰对金饮子。

寒积,脉当沉弦。脉缓湿胜,当运脾和胃祛湿。

五苓散合平胃散,后世名为胃苓汤。胃苓汤加炒神曲,名对金饮子。

◆ 益胃散

治服寒药过多，或脾胃虚弱，胃脘痛。

陈皮　黄芪以上各七钱　益智仁六钱　白豆蔻仁　泽泻　干生姜　姜黄以上各三钱　缩砂仁　甘草　厚朴　人参以上各二钱

上为细末，每服三钱，水一盏，煎至七分温服，食前。

如脉弦，恶寒腹痛，乃中气弱也。以仲景小建中汤加黄芪，钱氏异功散加芍药，选而用之。

如渴甚者，以白术散加葛根倍之。

寒积，治在邪实。本方证，补虚泻实。

方中以黄芪、人参、甘草补中，针对脾胃虚弱。以陈皮、益智仁、白豆蔻仁、泽泻、干生姜、姜黄、缩砂仁、厚朴温中理气祛寒湿，针对寒湿中阻。

脾胃虚寒，寒湿中阻，常见腹痛，但脉不弦。脾胃虚寒见脉弦者，肝木乘脾土，需用芍药、桂枝（或肉桂），当选用小建中汤、黄芪建中汤，或异功散加芍药等，而非理中汤、平胃散所宜。

白术散，当为《小儿药证直诀》中之白术散：人参、白茯苓、白术、藿香叶、木香、甘草、葛根。原方治疗脾胃久虚、呕吐泄泻诸症。

本节重点论述"内伤饮食"的证治，主方有 19 首，其中超过半数方剂是枳术丸类方。

本节所治食积均为"内伤食积"，部分方剂单用泻下邪实而不顾正虚者，是基于"急则治其标"。

李东垣弟子罗天益在《卫生宝鉴》中，把"凡古今名方，亲获效者，类以成书，详列于后"，成"名方类集"。在上述 19 首方剂中，罗天益"亲获效"载于书中的有 9 首，分别是枳术丸、橘皮枳术丸、半夏枳术丸、木香枳术丸、木香化滞汤、丁香烂饭丸、上二黄丸、备急丹（备急大黄丸）、枳实栀子大黄汤。

笔者读《丹溪心法》，至"内伤五十三"，见开篇即言："东垣内外伤辨甚详，世之病此者为多。"有意思的是，"附方"中只附有两方：补中益气汤和枳术丸。

笔者很是好奇，李东垣制方数十首，传世名方也不下十余首，为什么附方中只有两方，且其中一方就是枳术丸？

再读《内外伤辨惑论》，见"卷中"是以补中益气汤为主方的，而"卷下"是以枳术丸为主方的。

"卷中"重在论述劳倦内伤，"卷下"重在论述饮食内伤。

补中益气汤侧重于治疗劳倦内伤，枳术丸侧重于治疗饮食内伤。

后人多知补中益气汤是东垣学说的代表方剂，不知枳术丸也是东垣学说的代表方剂。

补中益气汤与枳术丸共同构建起李东垣内伤脾胃学说的方药体系。

饮食自倍肠胃乃伤分而治之

《痹论》云：阴气者，静则神藏，躁则消亡。饮食自倍，肠胃

乃伤。此混言之也。分之为二：饮也，食也。

这段经文出自《素问·痹论》。前一句就脏痹而言，五脏属阴，以静为本，躁扰不静致有脏痹。后一句就腑痹而言，六腑属阳，传化饮食，饮食太过，伤及肠胃致有腑痹。

又经云：因而大饮则气逆。因而饱食，筋脉横解，则肠澼为痔。

本段经文出自《素问·生气通天论》，原文："风客淫气，精乃亡，邪伤肝也。因而饱食，筋脉横解，肠澼为痔。因而大饮，则气逆。因而强力，肾气乃伤，高骨乃坏。"

风木之邪，内通于肝。这段文字论述在风邪伤肝的基础上"饱食"伤、"大饮"伤、"强力"伤。

李东垣引用这两段经文似乎只是想说明伤饮、伤食是不一样的。

饮者，无形之气，伤之则宜发汗、利小便，使上下分消其湿，解醒汤、五苓散之类主之。

伤饮治法：发汗、利小便。

食者，有形之物，伤之则宜损其谷；其次莫若消导，丁香烂饭丸、枳术丸之类主之。稍重则攻化，三棱消积丸、木香见睍丸之类主之；尤重者，则或吐或下，瓜蒂散、备急丸之类主之；以平为期。盖脾已伤，又以药伤，使营运之气减削，食愈难消。

125

损其谷，指节制饮食。

根据伤食由轻到重，依次可用的治法是：节制饮食、消食导滞、泻下或吐法。

治伤食之法需有度，不可过用伤及脾胃。

通过节制饮食不用消导药物而愈，应当是最佳的选择。而使用吐法或泻法都是不得已的选择。

故《五常政论》云：大毒治病，十去其六；常毒治病，十去其七；小毒治病，十去其八；无毒治病，十去其九；谷肉果菜，食养尽之。无使过之，伤其正也。不尽，行复如法。圣人垂此严戒，是为万世福也。如能慎言语、节饮食，所谓治未病也。

这段经文引自《素问·五常政大论》。

这里所说的毒药治病是针对祛邪而言。

慎言语、节饮食是针对正气而言。

"易水学派"医家组方用药理法井然，极为讲究，使用"毒药"攻邪极为慎重。如王好古在《阴证略例》中提到附子时说："古人用附子，不得已也。"又如易水学派医家使用凉膈散方时往往去掉方中的大黄、芒硝。之所以慎用"毒药"，是基于正气考虑的，是因为用药不慎可能会"劫效目前，阴损正气，遗祸于后日"（王好古语）。

罗天益在《卫生宝鉴》中记一案例："有曹通甫外郎妻萧氏，六旬有余，孤寒无依。春月忽患风疾，半身不遂，语言謇涩，精神昏愦，口眼喎斜。予刺十二经井穴，按其经络不通，又灸肩井、曲池。详病时月，处药服之，减半。予曰：不须服药，病将自愈。明年春，张子敬郎中家见行步如故。"

病症减半即"不须服药"，候其自愈。由此可悟易水学派用药心法点滴。

论酒客病

夫酒者，大热有毒，气味俱阳，乃无形之物也。

酒可入药。

《名医别录》把酒列为"中品"："味苦，甘辛，大热，有毒。主行药势，杀邪恶气。"

但，酒也是日常饮用之物，自古不乏好饮者。《内经》中黄帝第一问便是为什么上古之人可年过百岁、而今时之人年过半百即衰呢？在岐伯的回答中，今时之人年过半百即衰的原因之一就是"以酒为浆"，伤于过量饮酒。

李时珍在《本草纲目》中说："酒，天之美禄也。面曲之酒，少饮则和血行气，壮神御寒，消愁遣兴；痛饮则伤神耗血，损胃亡精，生痰动火。"

若伤之，止当发散，汗出则愈矣，此最妙法也；其次莫如利小便。二者乃上下分消其湿，何酒病之有？

酒，体湿性热，治疗伤酒以治湿为主。发汗、利小便，导湿外出。

需要注意的是，今日临床所见，伤酒之人往往同时伤食，治疗通常需兼顾。

今之酒病者，往往服酒癥丸大热之药下之，又有用牵牛、大黄下之者，是无形元气受病，反下有形阴血，乖误甚矣！酒性大热，已伤元气，而复重泻之，况亦损肾水，真阴及有形阴血俱为不足，如此则阴血愈虚，真水愈弱，阳毒之热大旺，反增其阴火，是谓元气消亡，七神何依，折人长命；不然，则虚损之病成矣。《金匮要略》云：酒疸下之，久久为黑疸。慎不可犯此戒！

《和剂局方》中有酒癥丸，由雄黄、巴豆、蝎梢组成。

李东垣在这里强调的是，酒为湿热之物，只宜用治湿热之法，而不可以用泻下治法，更不可以用以巴豆为主的大热之药泻下。

仍是基于伤饮、伤食治法不同而言。

不若令上下分消其湿，葛花解酲汤主之。

◆ 葛花解酲汤

白豆蔻仁　缩砂仁　葛花以上各五钱　干生姜　神曲炒黄　泽泻　白术以上各二钱　橘皮去白　猪苓去皮　人参去芦　白茯苓以上各一钱五分　木香五分　莲花青皮去瓤，三分

上为极细末，称和匀，每服三钱匕，白汤调下。

酲，指酒醉。

个大青皮切成四片，状如莲花，即名莲花青皮。

李东垣说，治酒伤当发散、利小便，上下分消其湿。分析葛花解酲汤，由发散之葛花、利小便之四苓散合运脾和胃、消食畅中之

品组成。东垣所说的发散，当指葛花之类的辛凉之品，而非辛温发汗之剂。同时，所谓发散也应该包括化湿畅中之法，如方中所用白豆蔻、缩砂仁、橘皮等药。

《医方集解》中记录葛花解醒汤："专治酒积，或呕吐，或泄泻、痞塞、头痛、小便不利。"并对其方解释为："此手足阳明药也。过饮无度，湿热之毒积于肠胃。葛花独入阳明，令湿热从肌肉而解，豆蔻、砂仁皆辛散解酒，故以为君。神曲解酒而化食，木香、干姜调气而温中，青皮、陈皮除痰而疏滞，二苓、泽泻能驱湿热从小便出，乃内外分消之剂。饮多则中气伤，故又加参术以补其气也。"

本方适宜于虚寒体质又伤酒者。

若湿热体质又伤酒者，当在本方基础上加用黄芩、黄连等苦寒清热燥湿之品，或改用葛根黄芩黄连汤等类方加减。

但得微汗，酒病去矣。

药后得微汗，说明体内气血和畅，气机升降出入复常。

此盖不得已而用之，岂可恃赖日日饮酒。此药气味辛辣，偶因酒病服之，则不损元气，何者？ 敌酒病故也，若频服之，损人天年。

中药的作用在于补偏救弊，终享天年更大程度上需依赖自身的生活调摄。正如《内经》中"上古天真论"篇所说："上古之人，其知道者，法于阴阳，和于术数，食饮有节，起居有常，不妄作劳，故能形与神俱，而尽终其天年，度百岁乃去。"

◆ 除湿散

治伤马乳并牛羊酪水，一切冷物。

酒客伤食。

神曲炒黄，一两　茯苓七钱　车前子炒香　泽泻以上各五钱　半夏
汤洗　干生姜以上各三钱　甘草炙　红花以上各二钱
上同为极细末，每服三钱匕，白汤调下，食前。

用神曲、茯苓、半夏、干生姜、炙甘草和胃消食，车前子、泽
泻清利湿热，红花流通气血。
后世治疗伤食名方保和丸，组方与本方有类同之处。

◆ 五苓散

治伤寒温热病，表里未解，头痛发热，口燥咽干，烦渴饮水，
或水入即吐，或小便不利，及汗出表解，烦渴不止者，宜服之。又
治霍乱吐利，烦渴引饮之证。
泽泻二两五钱　猪苓　茯苓　白术以上各一两五钱　桂一两
上为细末，每服二钱，热汤调服，不计时候，服讫，多饮热
汤，有汗出即愈。
又治瘀热在里，身热，黄疸，浓煎茵陈蒿汤调下，食前服之。
如疸发渴，及中暑引饮，亦可用水调服之。

前治酒客湿热，此治酒客饮停。

王好古在《医垒元戎》中说："饮酒而泄泻者，脾胃受湿也，何以知之？仲景厥而心下悸者，宜先治水，当服茯苓甘草汤，后治其厥，不尔，水渍入胃，必作利也。故饮而泻者，五苓散、甘露饮子神效。饮酒若过度必作利者，里急后重者，湿热之毒浸渍肠胃也，当作别治。甘露饮即五苓散去猪苓加石膏、寒水石、滑石、甘草是也。并用浓煎生姜汤调，食前服。所加'三石'，临时视病寒热轻重多少，随宜用之。"可参考。

浓煎茵陈蒿汤调下五苓散，即茵陈五苓散。

临病制方

《至真要大论》云：湿淫所胜，治以苦温，佐以甘辛，以汗为度而止。以淡泄之。得其法者，分轻重而制方。《金匮要略》云：腰以上肿者发汗乃愈；腰以下肿者，当利小便。由是大病差后，腰以下有水气者，牡蛎泽泻散主之。又云：治湿不利小便，非其治也，制五苓散以利之。孙真人疗肤革肿，以五皮散，乃述类象形之故也。《水热穴论》云：上为喘呼，下为肿满，不得卧者，标本俱病，制神秘汤以去之。《活人书》云：均是水气，干呕微利，发热而咳，为表有水，小青龙汤加芫花主之。身体凉，表证罢，咳而胁下痛，为里有水，十枣汤主之。亦是仲景方也。

本段以治疗水湿为例，强调临床当"因病制宜"。这种"因病制宜"的思想与张元素"古方今病不相能"的认识是一致的。

易水张先生云：仲景药为万世法，号群方之祖，治杂病若神，后之医家，宗《内经》法，学仲景心，可以为师矣。

"宗《内经》法，学仲景心"，是很多中医临床大家的成才之道。

随时用药

临床当"因时制宜"。

"因时制宜，随时用药"的思想在临床上得到广泛运用是始于"易水学派"。可惜，这种用药法在当前临床上没有被很好地重视。

治伤冷饮者，以五苓散，每服三钱或四钱匕，加生姜煎服之。

治伤食兼伤冷饮者，煎五苓散送下半夏枳术丸服之。

治伤冷饮不恶寒者，腹中亦不觉寒，惟觉夯闷身重，饮食不化者，或小便不利，煎去桂五苓散依前斟酌服之。

《伤寒论》中，五苓散治疗太阳蓄水证，是治疗外感病。此处，五苓散治疗"伤冷饮者"，是治疗内伤病。

五苓散治伤冷饮，枳术丸加半夏治伤食。

去桂五苓散即四苓汤。

用合方以治合证。与《伤寒论》中合病、并病的治疗理念类同。

假令所伤前后不同，以三分为率，伤热物二分，伤生冷硬物一分，用寒药三黄丸二停，用热药木香见睍丸一停，合而服之。又如伤生冷物二分，伤热物一分，用热药木香见睍丸二停，用寒药三黄丸一停，合而服之。

　　假令夏月大热之时，伤生冷硬物，当用热药木香见睍丸治之，须少加三黄丸，谓天时不可伐，故加寒药以顺时令；若伤热物，只用三黄丸。何谓？此三黄丸时药也。

　　假令冬天大寒之时，伤羊肉湿面等热物，当用三黄丸治之，须加热药少许，草豆蔻丸之类是也，为引用，又为时药。经云：必先岁气，无伐天和。此之谓也，余皆仿此。

　　书中似有错简。

　　后两段是"随时用药"的内容。前四段似乎应当接于本书中"饮食自倍肠胃乃伤分而治之"之前。

　　"必先岁气，无伐天和"出自《素问·五常政大论》，是指处方用药时要先明确运气太过与不及，顺应天时。

　　在李东垣的著作中，并没有讨论太多的五运六气胜复内容，而是把运气具体临床化为春升、夏浮、秋降、冬沉，临病处方时要顺应四季的变化往复。

吐法宜用辨上部有脉下部无脉

　　上部有脉，下部无脉，其人当吐，不吐者死，何谓也？下部无脉，此所谓木郁也。饮食过饱，填塞胸中，胸中者，太阴之分野。经云：气口反大于人迎三倍，食伤太阴，故曰木郁则达之，吐者是也。

◆ 瓜蒂散

瓜蒂　赤小豆

上二味，为极细末，每服一钱匕，温浆水调下，取吐为度。若不至两手尺脉绝无，不宜便用此药，恐损元气，令人胃气不复。若止是胸中窒塞，闷乱不通，以指探去之；如不得吐者，以物探去之，得吐则已。如食不去，用此药去之。

《难经·十四难》有："上部有脉，下部无脉，其人当吐，不吐者死。上部无脉，下部有脉，虽困无能为害。所以然者，譬如人之有尺，树之有根，枝叶虽枯槁，根本将自生。脉有根本，人有元气，故知不死。"

上部脉指寸脉，下部脉指尺脉。

本段经文重在强调尺脉的重要性。倘若上部有病脉、有可吐之证，下部无脉，是邪实并于上，阻滞气机而致。吐出邪实，尺脉自出。倘若上部有脉而无可吐之证，则下部无脉，则是元气竭绝，为死证。

《素问·六元正纪大论》："帝曰：善。郁之甚者，治之奈何？岐伯曰：木郁达之，火郁发之，土郁夺之，金郁泄之，水郁折之。然调其气，过者折之，以其畏也。所谓泻之。"

这段经文是讨论五运郁而致病的治法。

这段经文是在讨论天地运行、五运六气的背景下提出来的。后世王冰对木郁达之解读为："木郁达之，谓吐之，令其条达也。"

张景岳在《类经》中是这样解读的："五运有纪，六气有序，四时有令，阴阳有节，皆岁气也，人气应之以生长收藏，即天和也。设不知岁气变迁，而妄呼寒热，则邪正盛衰无所辨，未免犯岁气伐天和矣，夭枉之由，此其为甚。"

李东垣将两段看似互不关联的经文联系在一起，接下来附以吐法，又从五行之理阐述吐法治疗木郁之理，用意何在？应该是重在阐发"春升"的重要性。

解云：盛食填塞于胸中，为之窒塞，两手寸脉当主事，两尺脉不见，其理安在？胸中有食，故以吐出之。食者，物也。物者，坤土也，是足太阴之号也。胸中者，肺也，为物所填。肺者，手太阴金也，金主杀伐也，与坤土俱在于上，而旺于天。金能克木，故肝木生发之气伏于地下，非木郁而何？吐去下焦阴土之物，木得舒畅，则郁结去矣。

食塞于上，脉绝于下，若不明天地之道，无由达此至理。水火者，阴阳之征兆，天地之别名也，故曰独阳不生，独阴不长。天之用在于地下，则万物生长矣；地之用在于天上，则万物收藏矣。此乃天地交而万物通也，此天地相根之道也。故阳火之根本于地下，阴火之源本于天上，故曰水出高源。故人五脏主有形之物，物者阴也，阴者水也，右三部脉主之，偏见于寸口，食塞其上，是绝五脏之源，源绝则水不下流，两尺竭绝，此其理也，何疑之有？

在李东垣的"内伤学说"中，"郁"是很重要的病机之一，"升"是很重要的治法之一。

重明木郁则达之之理

或曰：食盛填塞于胸中，为之窒塞也，令吐以去其所伤之物，物去则安。胸中者，太阴肺之分野；木郁者，遏于厥阴肝木于下，故以吐伸之，以舒畅阳和风木之气也，此吐乃泻出太阴之塞。何谓木郁？请闻其说。答曰：此大神灵之问，非演说大道，不能及于此。

天地之间，六合之内，惟水与火耳！火者阳也，升浮之象也，在天为体，在地为用；水者阴土也，降沉之象也，在地为体，在天为殒杀收藏之用也。其气上下交，则以成八卦矣。以医书言之，则是升浮降沉，温凉寒热四时也，以应八卦。若天火在上，地水在下，则是天地不交，阴阳不相辅也，是万物之道，大《易》之理绝灭矣，故《经》言独阳不生，独阴不长，天地阴阳何交会矣？故曰阳本根于阴，阴本根于阳，若不明根源，是不明道。

故六阳之气生于地，则曰阳本根于阴。以人身言之，是六腑之气，生长发散于胃土之中也。既阳气鼓舞万象有形质之物于天，为浮散者也；物极必反，阳极变阴，既六阳升浮之力在天，其力尽，是阳道终矣，所以鼓舞六阴有形之阴水在天，在外也。上六无位，必归于下，此老阳变阴之象也，是五脏之源在于天者也。天者，人之肺以应之，故曰阴本源于阳，水出高源者是也。人之五脏，其源在肺，肺者背也，背在天也，故足太阳膀胱寒生长，其源在申，故阴寒自此而降，以成秋收气寒之渐也。降至于地下，以成冬藏，伏诸六阳在九泉之下者也。故五脏之气生于天，以人身，是五脏之气，收降藏沉之源出于肺气之上，其流下行，既阴气下行沉坠，万化有形质之物皆收藏于地，为降沉者也；物极必反，阴极变阳，既六阴降沉之力在地，其力既尽，是阴道终矣，是老阴变阳，乃初九无位，是一岁四时之气，终而复始，为上下者也，莫知其纪，如环无端。

且太阴者，肺金收降之气，当居下体，今反在于上，抑遏厥阴风木反居于下，是不得上升也，故曰木郁，故令其吐出窒塞有形土化之物，使太阴秋肺收于下体，复其本以衰之，始上升手足厥阴之木，元气以伸，其舒畅上升之志得其所矣。又况金能克木，以吐伐之，则金衰矣。金者，其道当降，是塞因塞用，归其本矣。居于上则遏其木，故以吐伸之，乃泻金以助木也。遍考《内经》中所说木郁则达之之义，止是食伤太阴有形之物，窒塞于胸中，克制厥阴木气伏潜于下，不得舒伸于上，止此耳，别无异说，以六淫有余运气中论之。仲景《伤寒论》云：懊憹烦躁不得眠，不经汗下，谓之实烦，瓜蒂散主之；曾经妄汗、妄吐、妄下，谓之虚烦者，栀子豉汤主之。

本段继续从五行之理演说春升、夏浮、秋降、冬沉之大道。在李东垣看来，明此大道，才可与医言。

罗天益在著《卫生宝鉴》时，开篇即"演先师之论"作"春服宣药辨"，谓"少阳用事，万物方生，折之则绝生化之源，此皆奉生之道也"。

说形气有余不足当补当泻之理

老夫欲令医者治阴阳之证，补泻不至错误，病家虽不知医，明晓所得之病，当补当泻之法，将《黄帝针经》第一卷第五篇说形气有余不足当补当泻之理，录之于前，予自注者附之。

黄帝曰：形气之逆顺奈何？岐伯答曰：形气不足，病气有余，是邪胜也，急当泻之；形气有余，病气不足，急当补之。形气不足，病气不足，此阴阳俱不足也，不可刺之；刺之重不足，重不足则阴阳俱竭，血气皆尽，五脏空虚，筋骨髓枯，老者绝灭，壮者不复矣。形气有余，病气有余，此谓阴阳俱有余也。急泻其邪，调其虚实。故曰：有余者泻之，不足者补之。此之谓也。

故曰：刺不知逆顺，真邪相搏，满者补之，则阴阳四溢，肠胃充廓，肝肺内填，阴阳相错；虚而泻之，则经脉空虚，血气枯竭，肠胃偏辟，皮肤薄著，毛腠夭焦，予之死期。故曰：用针之要，在于知调阴与阳；调阴之阳，精气乃光，合形与气，使神内藏。故曰：上工平气，中工乱脉，下工绝气危生。故曰：下工不可不慎也，必审五脏变化之病，五脉之应，经络之实虚，皮肤之柔脆，而后取之也。

圣人垂慈之心已详矣，不合立言。老夫诚恐市井庄农山野间人，不知文理，故以俚语开解之云。但病来潮作之时，病气精神增添者，是为病气有余，乃邪气胜也，急泻之以寒凉酸苦之剂；若病来潮作之时，神气困弱者，为病气不足，乃真气不足也，急补之以辛甘温热之剂。不问形气有余并形气不足，只取病气有余不足也，不足者补之，有余者泻之。假令病气有余者，当急泻之以寒凉之剂，为邪气胜也；病气不足者，急当补之以辛甘温热之剂，此真气不足也。

夫形气者，气，谓口鼻中气息也；形，谓皮肤筋骨血脉也。形胜者为有余，消瘦者为不足。其气者，审口鼻中气，劳役如故，为气有余也；若喘息气促气短，或不足以息者，为不足也。故曰形气也，乃人之身形中气血也，当补当泻，全不在于此，只在病势潮作之时。病气增加者，是邪气胜也，急当泻之；如潮作之时，精神困弱，语言无力，及懒语者，是真气不足也，急当补之。若病人形气不足，病来潮作之时，病气亦不足，此乃阴阳俱不足也。禁用针，宜补之以甘药，不可以尽剂；不灸弗已，脐下一寸五分，气海穴是也。

经文引自《灵枢·根结》。

什么是"形气"？

李东垣给出的解读是："气，谓口鼻中气息也；形，谓皮肤筋骨血脉也。"

什么是"形气不足"？

李东垣给出的解读是：身形清瘦而喘息气促气短者。

什么是"形气有余"？

李东垣给出的解读是：身形壮实而劳役后气息如常者。

什么是"病气不足"？

李东垣给出的解读是：病势潮作之时，精神困弱，语言无力，懒于言语者。

什么是"病气有余"？

李东垣给出的解读是：病势潮作之时，精神并不因之困弱甚或增添，语言有力，或喜言语者。

李东垣解读这段经文重点在于说明：临床上所谓实则泻之，虚则补之，应该是针对病气而言，而不是形气。病气有余则泻之，病气不足则补之。

强调这一点，对于当今中医临床仍然具有重要的现实意义。

病人据形气不足误补者，医生据形气不足误补者，医生据形气有余误泻者，并不鲜见。

李东垣笔下的内伤病，既包括形气不足、病气不足者，也包括形气有余、病气有余者。治疗中用补与用泻，需根据病气的不足与有余，辨证而施。

凡用药，若不本四时，以顺为逆。四时者，是春升、夏浮、秋降、冬沉，乃天地之升浮化降沉化者，脾土中造化也。是为四时之宜也。但宜补之以辛甘温热之剂，及味之薄者，诸风药是也，此助春夏之升浮者也，此便是泻秋收冬藏之药也，在人之身，乃肝心也；但言泻之以酸苦寒凉之剂，并淡味渗泄之药，此助秋冬之降沉者也，在人之身，是肺肾也。用药者，宜用此法度，慎毋忽焉！

什么是"天人合一"？

天有天道，人有人道，如何合一？

天地间有春、夏、秋、冬，人体内也有春、夏、秋、冬。

二者合拍，即相应，人体康健。

二者不合拍，不能相应。如天地间是春，而人体内是冬，或夏，人体即病。

人体内的春、夏、秋、冬，与五脏中的肝、心、肺、肾分别对应，具体表现为气机的升、浮、降、沉。

人体内的病变是由气机的升、浮、降、沉失序导致的。

中药有升、浮、降、沉之偏性。

治病的过程就是用中药升、浮、降、沉之偏性，去纠正体内升、浮、降、沉之失序的过程。

《脾胃论》中说："五行相生，木火土金水，循环无端，惟脾无正行，于四季之末各旺一十八日，以生四脏。"升浮降沉之转化有赖于脾土之枢转。李东垣的内伤学说重在阐述升、浮、降、沉的转化不足，于是李东垣立论基于脾胃不足，治疗强调补中、升清。

脾胃学说是为内伤学说服务的。

在五脏用药的基础上，引入升降浮沉用药法，这是李东垣在中医临床学上的一大贡献。

应该说，《内外伤辨惑论》是一本论文集，并且不是一时一地之作。

但李东垣在晚年整理成书时，仍然考虑到了它作为一本著作的完整性：卷上主要论述了临床明辨内伤、外感的重要性，以及如何明辨内伤、外感；卷中主要论述了劳倦内伤的证治方药；卷下主要论述了饮食内伤的证治方药。治疗劳倦内伤以补中益气汤为主方随时随证加减；治疗饮食内伤以枳术丸为主方随时随证加减。从理法到方药，可以说完整地构建起了内伤学说体系。

李东垣脾胃同论。尽管立法组方也时时注意到脾升胃降，但基于构建内伤学说的需要，立论更注重于脾升的不足，立法更注重于补中升清。

《临证指南医案》中说："太阴湿土，得阳始运，阳明燥土，得阴自安，以脾喜刚燥，胃喜柔润也。""纳食主胃，运化主脾，脾宜升则健，胃宜降则和。"清代医家叶天士明确提出脾胃异治，同时创立了胃阴学说。于是，后学者往往认为叶天士的胃阴学说补充了李东垣学说的不足。

如果站在脾胃学说的角度来看，叶天士确实补充了李东垣学说的不足。但，如果站在内伤学说的角度来看，李东垣的内伤学说是完整的，胃阴学说与内伤学说并不在同一层面上。

意随心动，智由心生

（代跋）

　　拿起一本书，翻开，很少去想要读什么，为什么要读，只是随着性情，翻翻而已。

　　很多时候，看书犹如看风景，高兴了便多看两眼，意兴阑珊了就会转身离开。有时遇上罕见的美景也会驻足流连忘返，来到神秘的丛林也会经不住好奇进去探究一番，只是碰上荆棘和沙砾，便会毫不犹豫地退缩，掉头离开……这样一路行来，走走停停，荒废了不少时间，倒也没觉得有什么遗憾，很是充足。

　　直到无意间走近一处风景、离开，再走近、再离开，又一次走近时，心里突然有了不甘。然而这份不甘却带了许多无可奈何，烟雾太浓，风景本身又变化太快，很多时候刚刚涉足却已找不到退回的路，只能无奈叹息一声，还是出去吧。

　　再后来有了向导。这一次和之前的很多次没有什么不同，只是走得更踏实了些。丛林迷雾，崎岖小道，九曲廊回，曲径通幽，每一步都非波澜壮阔，每一步却有它特有的细腻执着。每一处都有惊喜，每一处都能感觉到开悟。这段看似雾里看花的旅程，走完之后，恍若隔世。

而李东垣，就是这样一道风景。

欣赏李东垣，由内外伤辨开始。"世之病此者多"，这是朱丹溪的感慨，也是临床医者当有的重视。

外感病为有余之证，当泻；内伤病虽不都是不足之证，却应始终着眼于正气。这是李东垣精彩的地方。峻利之药，"食药下咽，未至药丸施化，其标皮之力始开，便言空快也，所伤之物已去；若更待一两时辰许，药尽化开，其峻利药必有情性，病去之后，脾胃安得不损乎？"

仅仅是不纳食、呕吐一症，或许用瓜蒂散吐之即可见效。李东垣用药却细之又细，先是以指探之；不尽用消食之药去之，并加升发之药令元气上升；仍不尽者，方用瓜蒂散去之。

仅是一味茯苓，甘、淡、平，对于水停、湿胜的病人似乎都可以用。但由于淡渗伤阳，不利于脾阳恢复，补中益气汤、清暑益气汤中弃之不用。

"在下者，引而竭之"乃大法。但对于湿胜脾胃虚的病人，"风药胜湿"，"助风以平之"却是捷径。

同是四肢无力，不想动是内伤，不能动是外感；同是纳食欠佳，想吃不能吃是外感，能吃不想吃是内伤；同是头痛，持续痛是外感，间歇痛是内伤；同是手热，手心热是内伤，手背热是外感。

……

从外感到内伤，从着眼于邪气到着眼于正气，从汗、吐、下到补中、升阳、泻阴火，读李东垣，读到的是细腻，更多的是品味、是思考。

　　其实何止李东垣，中医本身就像一道风景，只是这道风景太过厚重，浓墨重彩的，总让人不自觉地以一颗敬畏的心去仰视。于是沿途的欢笑、灵动、清新、细腻、温婉在这份重彩之下总显得格格不入，或被隐藏，或被批判。之后也便失了玩味的心，一切按部就班的，没了生气。

　　如此，何不放下戒条和枷锁，随着心意兜兜转转？或许，会有不一样的收获。

裴晋云

2014 年 12 月